Necesidad de Comunicación

Coordinadora Editorial: *Alba Flores Reyes*

Editor: *Diego Molina Ruiz*

Copyright © 2017 Diego Molina Ruiz (Editor)

Edita: sapientiaEd diegomolinaruiz@gmail.com

Coordinadora Editorial: Alba Flores Reyes

Diseño de portada: Diego Molina Ruiz

Imagen de portada: María López Zapata

Título de la obra: Necesidad de Comunicación

Libro número 10

Serie: Notas sobre las 14 Necesidades de Virginia Henderson

Primera edición: 22/09/2017

Nº de páginas: 110

Autora: Alba Flores Reyes

Autora: Cristina Pérez Humanes

All rights reserved / Todos los derechos reservados

ISBN-10: 1977771807
ISBN-13: 978-1977771803

Edición impresa en papel y ebook disponible en:
www.amazon.com y www.amazon.es

TÍTULO DE LA OBRA:
NECESIDAD DE COMUNICACIÓN

LIBRO NÚMERO 10
SERIE: NOTAS SOBRE LAS 14 NECESIDADES DE VIRGINIA HENDERSON

AUTORAS:

ALBA FLORES REYES
CRISTINA PÉREZ HUMANES

EDITOR: *Diego Molina Ruiz*

PRESENTACIÓN

El arte de cuidar remota desde tiempos inmemorables, con una constante evolución de la evidencia científica, nuevos descubrimientos, técnicas así como mejoras en los procedimientos actuales.

Estamos en un momento en el que la calidad de la salud es más que la propia vida, y el equilibrio entre la mente y cuerpo es aquel que hace que una persona alcance su máximo esplendor y satisfacción en la vida. La Independencia es sinónimo de salud.

El lector puede comprobar gratamente el más actual abordaje hasta el momento de manera concisa y completa de los procedimientos en cada una de las 14 necesidades de Virginia Henderson: respiración, alimentación, eliminación, movimiento, sueño y descanso, arreglo personal, temperatura, higiene, seguridad, comunicación, creencias, crecimiento personal, entretenimiento y aprendizaje. De esta manera ayuda tanto a los estudiantes como a los profesionales a subsanar los errores que podamos estar cometiendo actualmente o a completar carencias actuales que presentemos en nuestros cuidados basados siempre en la mejor evidencia disponible.

La referencia a los cuidados está presente en todo el recorrido de la colección. Hoy en día no sería posible el abordaje del cuidado del paciente como ser biopsicosocial sin reconocer el aporte cada miembro del equipo sanitario. Por ello esta colección aporta el enriquecimiento multidisciplinar y cooperación de las diferentes categorías profesionales sanitarias. En este aspecto, en la colección se contempla una amplia visión de las actuaciones centradas en el paciente y no tanto hacia la técnica.

Nuestra profesión avanza a pasos agigantados y nosotros, como no puede ser de otra manera, con ella.

En palabras de la propia Virginia Henderson "La enfermera es temporalmente la conciencia del inconsciente, el amor de vida para el suicida, la pierna del amputado, los ojos del recientemente ciego, el medio de locomoción para el infante, y una voz para aquéllos demasiado débiles para hablar".

Alba Flores Reyes
Coordinadora Editorial

EDITOR: *Diego Molina Ruiz*

DEDICATORIA

El presente libro en particular y la colección "Notas sobre las 14 Necesidades de Virginia Henderson" a la que pertenece, en general, van dedicados a todas las personas interesadas en alguna de las necesidades que aquí se tratan. Y en particular a las personas que cuidan, sean familiares, profesionales o amigos. Y también a todas las personas interesadas en conocer o practicar todo el saber que su lectura ofrece.

¡Salud y Ánimo!

Diego Molina Ruiz

EDITOR

CONTENIDO

1	Introducción	1
2	Conceptos	3
3	Terapéutica	9
4	Diagnóstico	19
5	Protocolos	23
6	Orientación	35
7	Particularidades	49
8	Resumen	55
9	Bibliografía	59
10	Anexos	65

AGRADECIMIENTOS

A todo el elenco de autores que han hecho posible la elaboración del presente libro y en su conjunto toda la colección que forman la serie denominada "Notas sobre las 14 Necesidades de Virginia Henderson". A su coordinadora editorial y a un equipo de profesionales que destacan por su incansable interés por indagar en éstas necesidades y la innovación basada en la evidencia. El conocimiento apoyado por la investigación y la experimentación de prácticas clínicas que conforman la experiencia del trabajo diario. Con la observación y recogida de las anotaciones necesarias para ser plasmadas y compartidas a través los textos incluidos en ésta obra.

1 INTRODUCCIÓN

El presente libro sirve como ayuda para el día a día de los profesionales del equipo multidisciplinar sanitario a mejorar y reforzar su conocimiento, así como a los profesionales en su inicio de la carrera profesional en este entorno, y a estudiantes universitarios para ayudarles en su aprendizaje. Todo ello enfocado en el contexto de las 14 necesidades de Virginia Henderson.

Con este libro pretendemos conseguir que se conozca el actual abordaje de la necesidad de Comunicación: comunicarse con los demás expresando emociones, necesidades, temores y opiniones, comenzando con actualizaciones sobre conceptos previos, habilidades de comunicación, bajo el uso de la mejor evidencia científica así como el uso de protocolos actualizados para solventar y ayudar a aquellos pacientes con déficit de la necesidad de comunicación ya sea por problemas derivados del estado de salud mental o físico desde la perspectiva de enfermería y psicología.

No debemos olvidar que el paciente y su familia deben ser tratados con una unidad inseparable debido a que el ámbito sanitario es un lugar "desconocido" donde tienen que pasar por su proceso de enfermedad-salud. Es importante insistir en la importancia de la información sobre todo su proceso para poder participar en la toma de decisiones.

También pretendemos que sea un libro de fácil acceso para poder solventar dudas y que ayude a llevar a cabo las directrices más correctas del cuidado integral del paciente como ser bio-psico-social. De esta manera aportamos un libro dinámico, útil y actualizado que presenta los mejores cuidados ayudando a subsanar errores que podamos estar cometiendo actualmente o a completar carencias actuales que presentemos en nuestros cuidados basado siempre en la mejor evidencia científica disponible en la actualidad.

En este libro nos centraremos en la necesidad de comunicación de

Virginia Henderson. Especialmente va dirigido a la relación médico o profesional de la salud con el paciente, pero también se aborda aspectos relacionados con la familia del individuo. Hablaremos de los diferentes factores y elementos que interfieren en la comunicación, los distintos estilos comunicativos y las formas verbales y no verbales del lenguaje. Por otra parte se destaca las diferentes habilidades sociales y comunicativas, estos son sin duda la base fundamental para establecer los primeros pilares de una relación, sin embargo dichas habilidades no se pueden adquirir de forma inmediata si no que deben ser entrenadas.

Consideramos la comunicación como un elemento trascendental, desde siempre el ser humano ha tenido la necesidad de comunicarse para la propia supervivencia. De este modo nos parece importante otorgarle al paciente el derecho de estar informado y más atención.

Hemos tenido en cuenta que en la actualidad existen cada vez más ingresos de pacientes extranjeros dando lugar a variabilidades culturales en el proceso comunicativo entre profesional y paciente. Nuestra idea es preparar al médico ante tales situaciones con el objeto de evitar choques culturales e interpretaciones erróneas de la sintomatología de las diferentes enfermedades. También, vemos necesario trabajar el trato de pacientes con discapacidad ya que tienen la necesidad de expresarse y de ser escuchados.

2 CONCEPTOS

2.1. ¿Qué es la Comunicación?

Según indica el sociólogo estadounidense Bernard Berelson "la comunicación es la transmisión de información, ideas, emociones, habilidades etc., a través de símbolos, palabras, imágenes, figuras, sonidos, etc."[1]

La palabra comunicación según la RAE (Real Academia Española) proviene del latín *communicatio, -ōnis*[2], que significa poner en común, por lo que comunicación tiene como objetivo poner en un conjunto conocimientos y sentimientos que se logran a través de signos y símbolos tales como la palabra, la imagen, el gesto y la señal[3].

Su origen podemos situarlo en la filosofía griega, específicamente en Aristóteles (384-322 a.C.). El filósofo griego propuso la retórica de un modelo lineal de la comunicación basado en tres componentes Emisor-Discurso-Audiencia que siglos más tarde, seguimos utilizando.

Según el autor Mayor apunta que la psicología de la comunicación surge por una parte de la psicología que se encarga de los efectos que tiene la comunicación y por otra de una ciencia o teoría de la comunicación que estudia los efectos psicológicos. A partir de estos dos conceptos emerge la psicología de la comunicación que estudia lo conductual de la comunicación y lo comunicacional de la conducta, el efecto entre comunicación y conducta, las funciones, estructuras, desarrollo, origen, limitaciones, eficacia, tipos y las diferentes modalidades.

La comunicación se puede corresponder con una de las funciones psicológicas más evidente del ser humano y es por naturaleza la necesidad de todo individuo, como ser social, el de establecer contacto e intercambiar, ideas, sentimientos, inquietudes, con otros seres de su misma especie, de esta manera evoluciona, mejora sus condiciones de vida y enriquece el medio social o laboral en el que se desenvuelve.[4] En definitiva es una forma de llegar a los demás transmitiéndoles ideas, hechos, pensamientos, sentimientos y valores. Su meta es que el receptor entienda el mensaje como se pretendió.

Cuando la comunicación es eficaz, constituye un puente de significados entre dos personas, de manera que cada una comparta lo que siente y sabe. Con este puente, ambas partes cruzan con seguridad el río de malentendidos que algunas veces separan a la gente. En este proceso, intervienen dos personas como mínimo, un emisor el cual envía un mensaje, la transferencia de la información y un receptor quien recibe el mensaje, lo que se produce el entendimiento de una persona con otra que intercambian un conjunto de señales -ideas, mensajes, datos- mediante un código- sistema de reglas común[3].

Con el mensaje recibido se intenta reducir al mínimo la pérdida de información con el objetivo de que se cree una copia en la mente del destinatario. Cada individuo codifica y descodifica el mensaje y posee la capacidad para dar significado a las ideas, objetos o sucesos en función de sus:

- Opiniones y creencias.
- Sensaciones y percepciones.
- Motivaciones y deseos.
- Emociones y sentimientos.
- Pensamientos y creencias.
- Actitudes y valores.
- Conductas y experiencias.

Durante el proceso comunicativo surgen tres dimensiones en la que dos individuos o más utilizan antes y durante el intercambio de información:

- Dimensión cognitiva: La información que se posee está representada de alguna manera en la mente y ésta debe ser representada de la misma forma en la mente del receptor, por lo que tendrá que descodificarla y posteriormente comprenderla.
- Dimensión social: El mensaje que se pretende trasmitir está regulado por una serie de reglas y será interpretado por el receptor en función del contexto cultural al que pertenezca.
- Dimensión semiótica: El código utilizado tiene unas características propias que deben ser explicadas y analizadas. (artículo Barcelona universidad)

Por otra parte, la autora Martín Algarra expone que la comunicación posee cinco características importantes que sin ellas no sería posible su existencia:

- Humana: Dado que es un fenómeno humano.
- Social: Es necesario la participación de dos o más individuos.
- Referencial: Cuando se comunica de un modo u otro se comparte el conocimiento, ya que todas las realidades físicas o no se pueden retener en la mente en forma de información.
- Compleja: Es un proceso en el cuál se codifica y se prepara en base a unos códigos y posteriormente es enviado y descodificado para captar el mensaje.
- Presente: La comunicación tiene lugar en un espacio y en un momento determinado.

En la actualidad no se discute la relación entre comunicación, lenguaje y procesos cognitivos. Comunicación y lenguaje están muy interrelacionadas entre sí de tal manera que cualquier definición de lenguaje debe contener una función comunicativa sin tener que referirse a un componente lingüístico (Ellis, 1992). No obstante según el mismo autor, es la comunicación la que proporciona el marco de referencia más general siendo el lenguaje el que está al servicio de la comunicación. En definitiva el lenguaje es un sistema de comunicación (Pavio y Begg, 1981.)[5].

¿Qué Sería una Sociedad sin Comunicación?

No es posible no comunicarse. Cuando una persona no desea comunicarse de algún modo nos está transmitiendo rechazo a través de los gestos como dándonos las espaldas, guardando silencio, no hablando. La comunicación y conducta siempre estarán interconectadas ya que queramos o no comunicarnos lo estamos expresando[3].

Actualmente nos movemos entorno al tablero de la comunicación, por lo tanto es muy importante saber comunicar y cómo comunicarnos. Intervienen numeroso factores a la hora de emitir un mensaje como el contenido que queremos transmitir, la actitud con la que lo exponemos, nuestros modales y técnicas. Es por ello que han surgido numerosos cursos sobre el ámbito de la comunicación con el objeto de que nos expresemos bien o para que entendamos y aprendamos hablar en público.[6]

Cabe decir que las funciones de la comunicación han sido de gran interés en las últimas décadas. Hoy en día, tanto la comunicación como el lenguaje son objeto de la psicolingüística o psicología del lenguaje[1].

2.2. Factores que Influyen en la Comunicación.

Son varios los factores que intervienen: En primer lugar podemos situar las emociones. Las emociones están presentes en todas las áreas de nuestra vida como en este caso en las relaciones, el comportamiento y el aprendizaje[7].

Cuando intentamos comunicarnos con los demás no siempre solemos tener el mismo estado de ánimo y para ello es necesario tener un control y manejo adecuado de las respuestas emocionales. En este aspecto la educación juega un papel importante en la comunicación ya que a través de ella podemos aprender a gestionar nuestras propias respuestas y en función de cómo las manejemos tendrán un resultado u otro.

Es así que cuando una persona se muestra nerviosa o agresiva ante su interlocutor, es muy probable que la recepción de la información se bloquee y el flujo de la comunicación también. Un individuo que hable muy bajo, grite, murmure está colocando una barrera ante su receptor y puede alterar el proceso de comunicación e incluso romperla. Los intercambios de comunicación se pueden ver afectados por las respuestas emocionales cuando éstas son desajustadas.

Otros agentes serían el pensamiento y el lenguaje. Ambos están muy interrelacionados ya que nuestras ideas (pensamiento) se traducen en palabras (lenguaje). Todo esto se procesa desde el lenguaje interno, es decir pensamos, mantenemos un discurso interno y modulamos nuestros estados emocionales y a su vez las emociones gestionan las conductas. Podemos decir que en todo este procesos el pensamiento se convierte en el punto de partida de cualquier acción humana.

El lenguaje resulta ser una herramienta esencial en la comunicación, sin ella la comunicación puede resultar dificultosa dando lugar a una pérdida considerable de la información. Esto quiere decir que las estructuras gramaticales como oraciones, frases, párrafos y palabras deben de ser correctas y coherentes entre ambos, emisor y receptor[3].

El lenguaje puede ser observado desde un punto de vista comportamental, es decir como un tipo de conducta o actividad que lleva a cabo el emisor y el receptor en función del mensaje, cuando es codificado para emitirlo y a la inversa, descodificado para obtenerlo[5].

Posteriormente nos encontramos con las creencias de cada persona. Una creencia es la condición mental de un individuo que se experimenta subjetivamente. Esto quiere decir que la expresión de una creencia no sea una condición suficiente de la expresión intencional, por ejemplo un individuo puede decir "creo que está lloviendo" aunque en realidad no esté lloviendo. "La disponibilidad directa e inmediata de una creencia también es una condición necesaria, pero no suficiente de la expresión intencional"[8].

Según J. Heal, argumenta que en primer lugar solemos aprender a usar antes "creo" que a afirmar el hecho en sí. Por lo tanto se puede considerar como un factor más, ya que entre el proceso de comunicación entre dos personas o más poseen un aprendizaje distinto y da a lugar a diferentes creencias. Esto puede alterar el mensaje o no, todo depende si sus intereses o experiencia son compartidas y están de acuerdo.

Otro de los factores de la comunicación es el contexto. El contexto influye en el proceso comunicativo que a una escala más general se le denomina cultura. "Trenholm y Jensen la define como el conjunto de valores y creencias, normas y costumbres, reglas y códigos que describen grupos de personas que forman diferentes comunidades de individuos. (1996)". Las normas y valores culturales pueden crear una mejora en nuestro procesos comunicativo pero sin embargo desde la ignorancia puede perjudicar en las relaciones con los demás[5].

2.3. Elementos de la Comunicación.

Los elementos que intervienen en un acto de la comunicación son:

- Emisor-codificador: es el origen de la comunicación cuando una persona o individuo comunica un mensaje y el receptor será quién de la respuesta.
- Código: Contiene una series de normas, como un sistema de signos, reglas y símbolos, que son comunes al emisor y receptor. A través del código, el emisor y receptor pueden formular y comprender los mensajes y analizarlos, es decir codificarlos y descodificarlos. La codificación es un proceso que trasforma la información en un mensaje.
- Mensaje: Son los contenidos de la información preparados y elaborados para su transmisión.
- Canal: Son las vías de transmisión por donde se emite la información, ya sea escritura, teléfono, voz, imagen, correo. Puede ser auditivo o visual, pero principalmente suelen ser auditivo.
- Contexto: Es el lugar donde se genera la comunicación.
- Receptor-decodificador: Es la persona quién recibe el mensaje y encargado de descodificar el mensaje, con posibilidad de emitir alguna respuesta.
- Retroalimentación o feedback: Momento cuando se produce una respuesta, reacción o cuando la información es devuelta. La respuesta proviene del receptor que es quién le devuelve la respuesta y le permite al emisor conocer si se ha producido algún error durante la transmisión del mensaje.

- Ruido: Señales ajenas al mensaje que puede interferir en el proceso de transmisión-recepción.

Otros elementos de la comunicación que pueden surgir son:
- Sobrecarga del canal: Aparece cuando convergen demasiadas señales en un mismo canal y en el mismo momento. Un ejemplo sería cuando varias personas nos hablan a la misma vez.
- Redundancia: Se emite distintas señales por diferentes canales a la misma vez, por ejemplo cuando hablamos y nos expresamos gestualmente.
- Entropía: Cuando aparece información de forma imprevista y que actúa a modo de ruido perjudicando el proceso comunicativo[4].

3 TERAPÉUTICA

3.1. Habilidades Sociales.
La Psicología social y la Psicología clínica se han encargado del estudio de las habilidades sociales. El objetivo de las habilidades sociales es mejorar las relaciones interpersonales pero para ello es necesario que los individuos se entrenen en estas destrezas sociales. Actualmente la mayor parte de los problemas conductuales y psicológicos se deben a un déficit de las destrezas sociales, por no saber usarlas en el momento adecuado o por no estar entrenados en dichas habilidades.

Alberti define la habilidad social como una característica de la conducta y no universal. Estas dependen del contexto cultural del individuo así como de otras variables situacionales pudiendo ser cambiantes. Existen una serie de factores que podría influir en la adquisición de estas habilidades y podría ser la edad, el sexo, el estatus social, la educación etc. Según los autores Bellack y Morrinson argumentan que la etapa de la niñez es la más importante ya que aprenden las habilidades sociales desde muy pequeños[9].

¿Qué es la Relación Médico-Paciente?
Por ahora en este libro vamos a centrarnos en la comunicación de paciente y médico, su importancia y su función.

Según Pérez Cicili et al. la definen como una relación interpersonal de carácter profesional donde se presta un servicio de alto significado al tratarse de la salud, uno de los temas más importantes para los seres humanos.

Se dice que la comunicación entre médico-paciente es tan antigua como la medicina pero no fue así hasta en la década de los 70 del siglo XX. Esta relación se ha ido modificando con el paso de los años, a finales del siglo XX, antiguamente la posición del médico era paternalista, poseía el rol activo y el paciente se dejaba guiar por sus indicaciones pasivamente. Hoy en día la comunicación entre médico-paciente ha ido evolucionando positivamente con la satisfacción de los pacientes y médico, calidad de la atención y resultados de salud. También se ha visto beneficiada la adherencia del paciente al tratamiento médico.

La relación entre un profesional de la salud, como en este caso el de un médico, y un enfermo, se considera como uno de los factores de mayor influencia en el cumplimiento del tratamiento médico[10]. Es por ello que la comunicación adquiere una especial importancia y sobre todo el papel que asume el médico, es el medio de comunicación hacia al paciente. Para que una relación sea positiva, es necesario el uso de habilidades sociales tales como asertividad, empatía, feedback.

3.1.1. Elementos de las Habilidades Sociales.

Las habilidades sociales se componen de diferentes elementos:
- Las variables: el individuo (desde una perspectiva intrínseca), el contexto y la conducta.
- Características: conductas verbales y no verbales.
- Objetivos: relaciones, autoestima.
- Proceso: admisión y procesamiento del estímulo y respuesta.
- Componentes: fisiológicos, conductuales, cognitivos y ambientales.

Se puede aprender habilidades sociales a través de varios métodos de entrenamiento, pero no existe ninguna herramienta directa y efectiva para adquirir una habilidad.

3.1.2 Asertividad.

Consiste en la capacidad de expresar de forma correcta las opiniones e ideas. Una persona asertiva puede defender sus diferentes perspectivas sin causar malestar en el receptor o en un grupo de individuos.

Las cualidades principales para ser asertivo es poseer autoestima y autoconfianza, a partir de la autoestima se puede conducir de forma positiva el respeto frente a las opiniones de los demás. La timidez y la soberbia son enemigos de la asertividad ya que a través de la timidez conlleva a conductas pasivas y la soberbia a agresivas. En definitiva una persona asertiva es aquella que se conoce y se respeta a sí misma.

La asertividad es una habilidad que pertenece al emisor, de él depende el proceso comunicativo y para ello necesita un receptor que descodifique su mensaje y un contexto, el momento más adecuado para iniciar la comunicación.

¿Cómo Podemos Evitar un Conflicto?

Si en algún caso el receptor responde agresivamente con un insulto o eleva el tono de voz, desde la perspectiva del emisor, se puede recibir un insulto con autoestima, por lo tanto la respuesta que se dé en ese momento anulará la posición del emisor al no entrar en detalles. Los niveles de autoestima cubren esa necesidad, una persona asertiva valorará en ese momento si es congruente esa opinión y decidir no participar ya que no conlleva a ningún lugar. En la definición de asertividad aparece el concepto de respeto, por lo que quiere decir que es preferible no entrar en discusiones innecesarias, esta habilidad social pretende no crear conflictos.

Por otro lado, uno de los motivos por lo que existen personas poco asertivas es porque piensan que la expresión de las opiniones no tiene importancia y aseguran estar en la razón. Hoy en día esta situación es muy visible por ejemplo en las discusiones políticas, cada individuo cree estar en lo cierto y no admiten otras opiniones que no estén a su favor. Otra de las razones por la cual un individuo es poco asertivo es porque piensan que mostrarse callado ante el otro le resultará ser más simpático o congeniará mejor. Mostrarse pasivo ante un proceso comunicativo resulta contraproducente. Este tipo de persona que mantiene este estilo muestra la necesidad de ser aceptados socialmente, lo que conlleva sentimientos de frustración, baja estima y culpabilidad.

Los individuos asertivos no buscan la aceptación, son más racionales, escuchan y responden de manera correcta, muestran empatía llegando a entender la situación, no buscan el conflicto y se hacen respetar.

El ser asertivo no significa no cometer errores, no siempre se logra los propósitos marcados, no existe una relación directa entre el éxito y la asertividad. En nuestra cultura el fracaso forma parte de nuestro aprendizaje.

En definitiva la asertividad es una habilidad que pretende que nuestras relaciones sociales sean más positivas y creen una fuente de felicidad y de bienestar personal.

3.1.3. Empatía.

Es una habilidad social que significa ponerse en el lugar del otro. Este concepto se ubica en el receptor, el individuo capta la información, la analiza y elabora una respuesta en función del estado de ánimo del emisor. Esta habilidad nace en la persona, no se estudia ni se adquiere, se basa en una conexión sentimental. La empatía se caracteriza por crear lazos de amistad, alargar las conversaciones, hallar puntos en común entre emisor-receptor.

A veces es confundida por simpatía, ambos conceptos parecen similares pero no es así. Una persona simpática puede caer bien a los demás pero quizás no sepa empatizar, es decir, ser agradable o educado no significa entender a los demás. A través de la empatía, se puede hacer propio el estado de la persona que tenemos delante, lo cual genera una mejora de nuestro comportamiento y de las emisiones de respuestas.

Para poner en práctica esta habilidad en primer lugar es necesaria la comprensión, supone realizar un esfuerzo para entender su juicio y en segundo lugar, la escucha activa, para que apoye eficazmente a la empatía. Normalmente las personas necesitamos hablar para desahogarnos, pero también, nos producen más satisfacción ser escuchado. Es por ello que la escucha activa adquiere un papel importante, genera beneficios para la comunicación, como pueden ser:

- Crear un clima positivo en las relaciones sociales.
- El emisor puede sentirse importante.
- Aumenta la autoestima.
- Desarrolla la confianza en la conversación.

Por otra parte para que la escucha activa se lleve a cabo es necesario seguir unas pautas:

- No interrumpir al individuo que habla.
- Es necesario mantener una cierta distancia física apropiada con el emisor.
- No invadirle con preguntas que pueda sentirse incómodo.
- Asentir con la cabeza cada cierto tiempo para que note nuestra atención.
- Hablar con un tono suave.
- El emisor cambia de tema y no el receptor.
- Responder de forma coherente ante el tema de conversación.

¿Cómo Podemos Evitar un Conflicto?

Si en la conversación iniciada notamos que el emisor es una persona agresiva, egoísta o violenta es mejor escuchar y controlar hasta donde sea posible. Si la situación no cambia o no mejora en este caso se debe adoptar el estilo asertivo, explicarle que no se puede continuar con la conversación y posponer la conversación para cuando se sienta mejor.

A modo de conclusión, la empatía no significa dar la razón o estar de acuerdo con las opiniones o ideas del individuo, si no representar la compresión de las mismas aunque no estemos de acuerdo. Si queremos expresar nuestro desacuerdo, para ello nos mostraremos asertivos para no crear conflicto. Para una información más amplia (Véase Anexo 1)

3.1.4. Feedback.

Es una habilidad social que permite dirigir de manera correcta una conversación. Esta queda en el lado del receptor permitiendo una retroalimentación en el mensaje. De esta manera el emisor puede conocer el interés del receptor a través de su mensaje. El feedback se basa en la constante devolución de información por parte de ambos, tanto receptor como emisor.

Se considera como un refuerzo positivo durante la comunicación, transmite información al emisor y viceversa sobre el interés que tiene acerca de la conversación. Esta capacidad sirve como medio de motivación ya que puede cambiar las conductas de un individuo. Un ejemplo de ello sería el llamado "efecto pigmalión", las expectativas influyen en el comportamiento[11]. Este fenómeno psicológico crea unas expectativas positivas o negativas de forma inconsciente acerca de un resultado esperado, es decir, en este proceso intervienen una serie de factores que condicionan nuestro comportamiento haciendo probable o reales las expectativas que teníamos[12].

Las habilidades sociales se pueden aprender, existen varios métodos de entrenamiento pero no existe un instrumento para las mismas. Estas capacidades se muestran eficaces para la mejora de las relaciones sociales, lo que supone grandes ventajas como:

- Aumenta la autoestima y el autoconcepto.
- Refuerza las interacciones sociales.
- Fomentan las relaciones interpersonales.
- Ayuda a disminuir el estrés en contextos sociales.
- Comunicación positiva
- Comunicación emotiva
- Silencio

3.2 La habilidad comunicativa es definida como una competencia. Existen diferentes acepciones sobre el significado de competencia dependiendo del ámbito al que se aplique. La competencia del conocimiento es intuitiva, espontánea, abstracta y universal. Este último es así porque todo el hablante de una lengua lo posee y saben hacer uso de ella. Para ello es importante que el individuo sepa entrelazar la competencia con la creatividad, esto le dará mucho juego durante el proceso comunicativo.

3.2.1. Competencia Comunicativa.

La competencia comunicativa se basa en un saber comunicar dentro de un contexto sociocultural y en saber aplicarlo. Para desarrollarla es necesario el conocimiento de contenido y de discurso coherente al contexto donde se va a aplicar. Por otra parte para garantizar la eficacia de la comunicación es preciso mostrar una habilidad y actitud apropiada. Por último es importante tener en cuenta el contexto sociocultural al que va dirigido. En definitiva para todo este proceso es importante presentar una buena actitud, conocimientos, habilidades, principios y valores, como también la motivación profesional.

A parte de saber comunicar, es imprescindible pensar, conocer, interpretar, emitir, percibir, codificar, descodificar y comprender el mensaje.

3.2.2. Entrenamiento en Habilidades Comunicativas.

En la actualidad hay diferentes formas para el entrenamiento en habilidades comunicativas relacionadas con la motivación personal, ética, conversacional, valores, principios y actuación.

La motivación personal es definida como una necesidad social y psicológica situada dentro de nuestra escala de valores. Para entrenar las habilidades educativas se realizan a través de ejercicios de escucha, en este caso empatía y sensibilización. Como referimos anteriormente la escucha empática nos sirve para poneros en el lugar del receptor y adquiere un gran valor para las habilidades comunicativas.

Para la ética, valores y principios es necesario que tanto emisor como receptor deban de tener en cuenta la responsabilidad que conlleva tener una actitud de respeto y de comprensión adecuada ya que resultan ser la clave del éxito para la comunicación.

Finalmente, el método de actuación consiste en realizar role-playing de diferentes situaciones combinando distintos estilos comunicativos en función del contexto[9].

Gracias a las normas y a los valores sociales nuestra comunicación mejora pero si las ignoramos podemos fracasar en el proceso comunicativo. Estos conjuntos de normas y valores podemos denominarlo como las habilidades comunicativas[4].

3.3. Técnicas de Comunicación y Relación de Ayuda. Comunicación Verbal, No Verbal y Paraverbal.

Existen tres tipos de comunicación en el lenguaje humano, comunicación verbal, no verbal y paraverbal.

Es cierto que el ser humano se comunica mediante la palabra pero también existe otro tipo de comunicación, la no verbal. Esta se basa en la interpretación de los gestos corporales, el tono de voz, la actitud empleada, la presencia física y la intencionalidad del emisor[3].

La relación entre la parte verbal y no verbal es estudiada a través de la semiótica, que presenta como objetivo los elementos que la forman y la actividad comunicativa global. Según Ferdinand de Saussure y Ch. S. Peirce la comunicación humana se divide en tres áreas:

- Sintáctica: Se encarga de estudiar las relaciones entre los signos, es decir los problemas relacionados con la transmisión de la información.
- Semántica: Analiza las relaciones entre el singo y la cosa

significada.
- Pragmática: Examina aquel efecto que tiene la intención comunicativa del individuo.

3.3.1 La Comunicación Verbal.

Los seres humanos nos diferenciamos del resto de los seres vivos por el lenguaje. Es un rasgo que adquirimos durante el proceso de hominización y socialización. Se caracteriza por formar parte de una conducta más de nuestro gran repertorio, gracias a ella podemos ejecutarla desde varias perspectivas, como la conversación, la escritura o pensamiento[9]. Podemos entre hablar una conversación, trasmitir un mensaje ya y obtener feedback, es decir información. Todo esto hace posible nuestras relaciones humanas.

La comunicación verbal puede ser:
- Oral: hablar/ escuchar.
- Escrita: escribir/ leer.[3]

Según Serrano (1980) describe las características de la comunicación verbal como un sistema heterogéneo y a la misma vez complejo:
- Utiliza un canal vocal auditivo.
- Se difunde, se trasmite y se recibe de forma direccional.
- Se basa en un sistema económico y rentable.
- Retroalimentación.
- Transmite mensajes coherentes y significativos.
- Es desplazable en tiempo y espacio.
- Sistema extenso con ilimitadas combinaciones.
- Creativo.
- Transcripción de la lengua escrita.
- Es de carácter dual: gramaticalmente y fónicamente.
- Tiene la capacidad de aprendizaje.

3.3.2. La Comunicación No Verbal.

Desde una perspectiva psicológica, la psicología social se encarga del estudio de las emociones a través de las actitudes que muestran los grupos de iguales y los roles que adquieren cada individuo. En este tipo de comunicación, la no verbal, se encuentran diferentes factores culturales y psicológicos que están relacionados en la forma de cómo interactuamos y en el significado de nuestro comportamiento, es decir la manera de cómo emitimos, recibimos, percibimos e interpretamos un mensaje.

Varios autores como Randall P. Harrison la definen como un intercambio de comunicación mediante signos no lingüísticos, por otra parte O Blake y Haroldsen (1977) la describen como la transferencia de un significado sin representaciones sonoras. Desde otro contexto, el ambiental, Ricci y Cortesi (1980) les otorgan más relevancia a los gestos, como las expresiones faciales, el movimiento de manos, la voz y la situación de los individuos.

Un aspecto importante a tener en cuenta en la comunicación no verbal es la interpretación del lenguaje corporal, en diferentes culturas no siempre se dan el mismo significado, por lo tanto es necesario tener en cuenta la variabilidad de las culturas y ambientales para que el análisis de las conductas no sean erróneas.

Serrano (1980) detalla las características de la comunicación no verbal y son:

- Guarda relación con lenguaje verbal
- Mayor peso en el proceso comunicativo ya que aportan mucha más información.
- Es inevitable no expresar comunicación no verbal.
- La mayoría de los mensajes emocionales son inconsciente e involuntario.

Por otro lado explica que la mayoría de los gestos corporales o la expresión de las emociones son muy similares en todas las culturas, es decir una persona extranjera o con una diferente cultura puede expresarnos mediante una emoción su estado de ánimo como sentirse triste, mirada baja, voz apagada[9].

En la relación médico-paciente, el médico sin haber tenido algún intento comunicativo con el paciente, puede observar su estado de ánimo y en función del mismo moldeará su intención comunicativa para que no repercuta en la relación. También se puede apreciar a través de los componentes fisiológicos tales como:

- Respiración.
- Palpitaciones.
- Sudoración.
- Flujo sanguíneo.
- Activación muscular- tensión muscular[3].

3.3.2.1 Señales No Verbales.

A partir de la famosa investigación de Paul Ekman y Wallace Friesen (1969) nos centraremos en su clasificación de las categorías verbales para explicar la importancia y las ventajas del lenguaje no verbal.

- Emblemas: Son gestos cuya función tiene el poder suplir a una palabra o una frase completa.

- Ilustradores: Movimientos corporales, realizados con los brazos o manos o con ambos a la vez que guardan una estrecha relación entre el discurso y el contexto. La función de estos gestos es la de hacer una representación visual sobre lo que se está diciendo en ese momento, como aumentar, contradecir, repetir o enfatizar información.

- Reguladores: Aquellos que sirven para regular el habla y la escucha. No tienen carácter manipulativo ni intencional.

- Adaptadores: Son gestos corporales aprendidos desde la infancia.

- Muestras de afecto: Las expresiones emocionales o sentimentales con el objeto de expresar estados emocionales.

Con el paso de los años en 2010, Mark L. Knapp realizó un análisis de todas las categorías que habían realizado los autores anteriores y determinó una nueva tipología de señales no verbales:

- Movimiento del cuerpo o comportamiento cinésico: Conjunto de gestos corporales, movimientos, expresiones faciales y la postura. Algunas de ellas ofrecen información sobre la personalidad y otras sobre las emociones de la persona.

- Características físicas: Son aquellas que permanecen inmovibles durante la comunicación tales como el olor corporal, el color del pelo, piel, ojos, la altura, la forma del cuerpo.

- Conducta táctil: Se la define por las caricias, guía de los movimientos del otro individuo, sostener o sujetar algo.

- Paralenguaje: Manera de transmitir las cosas relacionadas con las señales vocales no verbales que aparecen cuando hablamos, es decir las cualidades de la voz como su tono, control, altura, tiempo y ritmo; por otro lado las vocalizaciones como la risa, llanto, suspiro, estornudos o bostezo; segregaciones vocales tales "hum", "m-hmm", pausas, errores al hablar y los cuantificadores vocales, la extensión e intensidad de la voz y así como su tono agudo o grave.

- Proxémica: Cómo ve el individuo el espacio personal y social.

- Artefactos: Manipulación de los objetos, como los perfumes, los productos cosméticos, los accesorios.

- Factores del entorno: Son elementos que participan en el proceso pero en un segundo plano, como los muebles, la decoración, la luz, los olores...

3.3.3. Comunicación Paraverbal.

Existen una serie de factores cuando transmitimos un mensaje y en parte puede afectar al significado de la conversación:

- Voz- volumen, timbre, claridad, entonación.
- Fluidez verbal.
- Variaciones del habla- silencios, pausas.
- Velocidad de la emisión.
- Duración de la conversación[9].

4 DIAGNÓSTICO

En este apartado se tratarán los diagnósticos enfermeros más afines y que guardan correspondencia con la necesidad de comunicación. Con ellos pretendemos acercar la necesidad de comunicación postulada por Virginia Henderson a la mejor práctica diaria asistencial. En esta línea contemplamos el dominio 5 (percepción/cognición), dominio 7 (rol/relaciones), y dominio 9 (afrontamiento/tolerancia al estrés)[13,14]

4.1. Dominio 5 Percepción/Cognición.

- Comunicación.

    – Deterioro de la comunicación verbal (00051).
Definición: Disminución, retraso o carencia de la capacidad para recibir, procesar, transmitir y/o usar un sistema de símbolos.
    – Disposición para mejorar la comunicación (00157).
Definición: Patrón de intercambio de información e ideas con otros que es suficiente para satisfacer las necesidades y objetivos vitales de la persona y que puede ser reforzado.

Contemplamos los diagnósticos de esta categoría debido a que la comunicación puede verse afectada en cualquier momento del ciclo de vida de la persona haciéndose necesario aplicar medidas mediante una relación de ayuda así como reforzar las técnicas y habilidades sociales de ésta. Del mismo modo la persona puede ser consciente de este problema y solicitar nuestra ayuda multidisciplinar para satisfacer su necesidad de comunicación.

4.2. Dominio 7 Rol/Relaciones.

- Roles del cuidador.
  - Cansancio del rol de cuidador (00061).

Definición: Dificultad para desempeñar el rol del cuidador de la familia.

  - Riesgo de cansancio del rol de cuidador (00062).

Definición: El cuidador es vulnerable por percibir dificultad en el desempeño del rol de cuidador familiar.

Contemplamos los diagnósticos de esta categoría debido a que el cuidador puede verse afectado por cansancio o por un riesgo alto de éste, y para poder solventar o incluso prevenir la aparición de dichos diagnósticos es de suma importancia dirigir dichos diagnósticos hacia la aplicación de protocolos de identificación y trato del paciente e incluso hacia un cambio de hábito.

- Relaciones familiares.
  - Procesos familiares disfuncionales (00063).

Definición: Las funciones psicosociales, espirituales y fisiológicas de la unidad familiar están crónicamente desorganizadas, lo que conduce a conflictos, negación de los problemas, resistencia al cambio, solución ineficaz de los problemas, y a una serie de crisis que se perpetúan por sí mismas.

  - Disposición para mejorar los procesos familiares (00159).

Definición: Patrón de funcionamiento familiar que es suficiente para apoyar el bienestar de los miembros de la familia y que puede ser reforzado.

Contemplamos los diagnósticos de esta categoría debido a que la familia es un pilar muy importante dentro de la vida del paciente, y en gran parte causador de insatisfacción de la necesidad de comunicación, por lo que dirigimos hacia la aplicación de protocolos de cambio de hábitos en el caso de que esta sea la causa de la disfuncionalidad familiar, teniendo en cuenta el trato en situaciones especiales y siempre identificando cuando un paciente es colaborador en mejorar su situación. En esta línea también se debe considerar la importancia de una buena información hacia paciente-familia por parte del equipo sanitario sobre todo lo que concierne a su proceso de enfermedad.

- Desempeño del rol.
  - Deterioro de la interacción social (00052).

Definición: Cantidad insuficiente o excesiva o cualitativamente ineficaz de intercambio social.

  - Disposición para mejorar las relaciones (00207).

Definición: Patrón de colaboración que es suficiente para satisfacer las necesidades mutuas y que puede ser reforzado.

Contemplamos los diagnósticos de esta categoría debido a que la comunicación es una constante interacción entre la persona, la sociedad, y su medio. Cuando existe deterioro de la interacción social, hace que la persona no se realice completamente como ser, por lo que dirigimos estos diagnósticos hacia la aplicación de protocolos para mejorar las habilidades sociales y su acto en situaciones especiales.

4.3. Dominio 9 Afrontamiento/Tolerancia al Estrés.

- Respuestas de afrontamiento.
  - Afrontamiento ineficaz (00069).

Definición: Incapacidad para formular una apreciación válida de los agentes estresantes, elecciones inadecuadas de respuestas practicadas y/o incapacidad para utilizar los recursos disponibles.

  - Afrontamiento familiar comprometido (00074).

Definición: La persona principal (un familiar o un amigo íntimo) que habitualmente brinda soporte proporciona un apoyo, confort, ayuda o estímulo que puede ser necesario para que el cliente maneje o domine las tareas adaptativas relacionadas con su reto de salud, que es insuficiente, ineficaz o está comprometido.

Contemplamos los diagnósticos de esta categoría debido a que la necesidad de comunicación trata y actúa ante casos en los que se ve comprometido el afrontamiento, ya sea familiar o personal. Por ello los dirigimos hacia la aplicación las técnicas y habilidades de comunicación así como mediante el uso de protocolos.

5 PROTOCOLOS

5.1. Identificación y trato del Paciente en diferentes situaciones.

Este momento es crucial para la conformación de una buena relación entre profesionales y pacientes. Es necesario conocer y observar el estado del paciente ya que tenemos que estudiar cómo nos intentaremos comunicar y qué técnicas emplearemos para tales casos. Existe una gran diversidad de pacientes en diferentes estados, ya sean físicos como inmovilidad, emocional, orientación temporal y espacial. Por otra parte influye las características del paciente en ese momento, es decir agitación, nervios, mal humor, agresividad y su estilo de comunicación, pasivo, evitativo, agresivo o asertivo.

Muchos de ellos pueden presentar dificultades físicas para comunicarse y podrían ser:

- Puntuales: Intubación del paciente, uso de una máscara de oxígeno, un reposo vocal, una cirugía maxilofacial, traqueotomía por ejemplo. Para estos casos el paciente puede usar un cuaderno para escribir las necesidades que presenta. Si en algún caso existe problemas de movilidad como debilidad muscular, dificultad para utilizar las manos por una vía intravenosa o por estar tumbado en la cama se le ayuda mediante la utilización de pictogramas.

- Características del paciente: Paciente con discapacidad en el lenguaje presentan dificultades para la comunicación o incluso ausencia de la misma o problemas de audición, por lo tanto en estas situaciones el profesional deberá contar con un sistema alternativo de comunicación como podría ser el uso de pictogramas o cómics acompañados de gestos corporales o utilización del lenguaje de signos.

- Desconocimiento del idioma: Actualmente es frecuente la hospitalización de pacientes extranjeros. Podría acudir un médico, un enfermero o personal del centro con conocimientos de su misma lengua, si no fuera posible se optaría por el uso de pictogramas.

Con frecuencia los propios familiares presentan dificultades para comunicarse con sus seres queridos, es de especial importancia apoyarlos y ayudarles en todo lo que sea posible[15].

Estar hospitalizado no parece ser agradable, muchos de los enfermos que fueron diagnosticados de una enfermedad o ingresados por una operación quirúrgica de urgencias se sienten extraños ante un ambiente desconocido. Por una parte les impide continuar con sus actividades cotidianas, trabajar o estudiar entre otros, y por otra parte muchos de ellos se muestran pasivos y dependientes del equipo médico. Los pacientes que están en la UCI necesitan un reajuste importante en sus vidas, ya que se enfrentan a una situación totalmente disruptiva y estresante, por lo que requieren un proceso de adaptación a lo largo de todo el proceso de hospitalización. Si un paciente queda hospitalizado durante mucho tiempo es posible que después del alta médica desarrolle un trastorno de estrés postraumático.

En este desconocido ambiente los pacientes suelen mostrar miedo, ansiedad, depresión, cambios emocionales, pero no ocurre en todos los pacientes, cada individuo poseen diferentes vulnerabilidades y características personales. Para estos casos es imprescindible conocer la realidad biopsicosocial de cada paciente con el objeto de frenar y atender lo antes posible algún desajuste o alteraciones comentadas anteriormente[16].

Acercamiento al Paciente.

Es imprescindible conocer al paciente, realizar una evaluación de sus necesidades y poder comunicarse claramente. ¿Qué debe evaluar un médico o profesional de la salud sobre su paciente?:

- Sus necesidades.
- Sus preocupaciones.
- Sus preferencias.
- La fuente de apoyo que posee.
- Las barreras y limitaciones como la movilidad física, capacidad mental o conocimientos sobre los conceptos básicos de salud.

El médico o profesional para empezar la evaluación del enfermo deberá de seguir unas sencillas pautas:

- Debe recopilar pistas: preguntar al resto del equipo médico sobre su paciente.

- Conocer al paciente: realizar una pequeña presentación de sí mismo, cuál es su trabajo en el hospital, revisar su historia clínica e ir haciendo preguntas básicas y cortas para ir conociéndolo.

- Establecer una buena relación: hacer que el paciente se sienta cómodo, mirarlo a los ojos cuando sea oportuno, mostrar interés por sus preocupaciones y empatizar.

- Determinar el entusiasmo del paciente por aprender: valorar su actitud ante el conocimiento de su enfermedad y motivación.

- Conocer inquietudes del paciente: averiguar sus preocupaciones, miedos y posibles ideas irracionales.

- Saber las habilidades del paciente: evaluar las habilidades que posee, tanto comunicativas, como sociales. Determinar en cuáles existen sus déficits para apoyarle de forma paulatinamente.

- Comprometer a otros: Conocer si el paciente está dispuesto si desea que sus familiares o amigos participe en sus cuidados. A veces hay algunas personas que se ofrecen voluntariamente pero el paciente no se muestra receptivo a su ofrecimiento.

- Identificar las barreras y limitaciones: Detectar si el paciente presenta interés y está preparado para el conocimiento sobre su estado de salud. En el caso contrario se deberá trabajar con el enfermo en este aspecto.

- No tener prisa para establecer una buena relación, pues la confianza se gana poco a poco[17].

La comunicación con el paciente se convierte en un proceso recíproco e interactivo por el que profesional y paciente se benefician. Es un elemento imprescindible para crear un primer acercamiento, sin ella no sería posible la expresión de ayuda, el tipo de cuidado y tratamiento que se le va a brindar al paciente. En el proceso comunicativo no solo se usan las palabras, sino que además gesticulamos corporalmente. Esto se denomina el lenguaje no verbal y es considerada como una herramienta muy eficaz, ya que a través de ella el enfermo cuyo lenguaje vocal se encuentre ausente puede expresar sentimientos y necesidades. Por otra parte en la comunicación intervienen otros factores que pueden ayudar a mejorar la relación profesional-paciente tales como:

- Cuanto mayor sea el número de las miradas entre ambos mayor es el vínculo emocional.
- A través de la sonrisa se asocia a las emociones de la diversión y felicidad.
- Una postura erguida de la cabeza indica estar receptivo al mensaje.
- El movimiento de la cabeza arriba y abajo demuestra asentimiento.
- Los hombros rectos muestran interés y atención.
- Las manos y brazos desplegados del cuerpo demuestran implicación.
- Las piernas y pies posicionados manifiestan apertura para intercambio personal.
- Lenguaje claro y preciso facilita la atención de la escucha y mantiene el interés.
- El sentido del humor desarrolla y mejora los lazos afectivos.

En algunos casos, comunicarse verbalmente con un paciente puede resultar difícil ya que el diagnóstico inesperado de una enfermedad puede generar alteraciones en el estado de ánimo y sentimientos, por ello el profesional debe de tener en cuenta las formas de comunicación no verbales como los gestos, mirada, la postura del cuerpo y las expresiones faciales.

Para conseguir una comunicación plena con el enfermo se requiere tiempo, es necesario darle confianza y espacio. Se trata de un proceso lento pero ayudará a la recuperación del mismo, consiguiendo en algunos casos una subida de autoestima y de motivación[18].

¿Qué Habilidades Sociales deben de usarse?
- Empatía.

Prestar atención a las emociones del paciente es tan importante como el cuidado físico. Si la emoción se encuentra afectada es posible que sea el foco donde se origine la mayoría de los problemas somáticos. A través de la empatía el profesional puede conocer al individuo desde otro punto de vista, desde su historia hasta sus vulnerabilidades y creencias personales, con esto le otorgará al paciente un trato individualizado, mayor adhesión al tratamiento, voluntad y participación para trasmitir información importante para completar su diagnóstico. Por otra parte le garantizará una mejor calidad de vida y bienestar emocional.

Existen tres fases para los actos de empatía y serían:
- Identificación: El primer contacto con el individuo y su contexto.
- Repercusión e incorporación: Para manejar la capacidad emocional, afectación y vulnerabilidad.
- Separación: Distanciar aquellos aspectos psicológicos y emocionales desde el primer punto de contacto.

La tercera fase adquiere una gran importancia ya que el médico, enfermero u otro personal del equipo hospitalario debe superar la emotividad del problema del paciente y poder ofrecerle ayuda en su proceso de recuperación[19].

5.2 Dar Buenas y Malas Noticias.

Dar una mala noticia a alguien siempre resulta desagradable e incómodo, intentamos evitarlo casi siempre. En la práctica profesional resulta ser una de las situaciones más difíciles del trabajo e incluso supone un reto clínico para el médico. Todo esto está conformado por un escenario donde se haya emociones, sentimientos, familiares y paciente. Una mala noticia es explicada como una información de carácter negativo para el individuo, afecta a sus expectativas y a la visión de su futuro. En ciertas ocasiones es muy posible que un paciente frente al conocimiento de su diagnóstico rechace cualquier tipo de tratamiento e incluso desear terminar con su vida.

Desde la perspectiva del médico, responsable de comunicar la información, se cuestiona cómo debe de hacerlo para de alguna manera reducir los efectos negativos de la misma, ¿cómo decirlo?, ¿está preparado mi paciente?, ¿cómo le afectará?, ¿se puede proteger al paciente?.

Para responder a estas preguntas existe una preparación importante por parte del médico que se encarga de estudiar de cómo transmitirla, detrás de todo esto existen intensan emociones, alto estrés, responsabilidad y temor. La dificultad de transmitir dicha noticia depende de la preparación y de las características del profesional, es decir la sensibilidad y empatía que demuestran ante la situación. Por otra parte existen diferentes expectativas sobre la ideación de muerte relacionadas con la cultura de cada individuo, pudiendo afectar más que a otros.

Existen distintas formas de comunicar una mala noticia, algunos médicos opinan que la información le pertenece al paciente y preguntarle si otra persona de su entorno desea que la conozca y otros optan por proteger el paciente, "si no lo sabe no sufre", pero desde esta estrategia en algunos casos los pacientes sospechan que se lo oculta algo y de esta manera dejará de confiar en el médico, dando a lugar a aislarse y vivir su enfermedad en soledad. Cada médico adopta sus propias estrategias gracias a su experiencia profesional y observación de los demás profesionales. Actualmente existen cursos especializados de cómo comunicar buenas y malas noticias.

Hoy en día existen numerosas vías para enfrentar situaciones o comunicaciones difíciles, como en este caso la comunicación de las malas noticias. Todos ellos tienen en común los mismos objetivos y se basan en:

- Conocer las expectativas y conocimiento sobre su situación.
- Observar si está preparado para conocer la información.
- Ofrecer apoyo emocional para reducir el impacto negativo de dicha información.
- Colaborar con el paciente en un plan de trabajo.

Hoy en día unos de los protocolos frecuentemente utilizados es el Buckmann y col. Se organiza en 6 pasos diferentes resumidos en un acrónimo denominado SPIKES que traducido al español sería EPICEE, refiriéndose a las palabras epicentro, percepción, invitación, conocimiento, exploración y estrategia futura.

- 1ª Fase: Preparación del Entorno y del profesional.

El médico debe tener en cuenta el lugar físico donde paciente y médico puedan estar tranquilos y proceder a la emisión de la información junto a sus familiares. Es recomendable dirigirse al paciente por su nombre, tener contacto físico como un saludo de manos, sentarse junto a él, la mirada en la misma altura, tomar una postura relajada y segura, evitando los brazos cruzados y respaldarse hacia atrás.

- 2ª Fase: Explorar la Percepción e información que maneja el paciente sobre su condición.

Se basa en conocer cuáles son sus creencias y expectativas de su salud, así como sus temores o miedos. En esta fase se recomienda que el profesional pregunte al paciente de forma abierta cuáles son sus preocupaciones y conocimiento con el objeto de que las exprese.

- 3ª Fase: Explorar qué y cuánto desea saber el paciente en ese momento.

El médico debe observar cuáles son los niveles de ansiedad en el enfermo antes de comunicar. Por otra parte es necesario evaluar el nivel de compresión y el sentido que le puede dar a dicha noticia.

• 4ª Fase: Compartir la información.

Después de conocer al paciente y lo que desea saber se procede con la trasmisión de la noticia. En primer lugar se recomienda utilizar un lenguaje sencillo evitando los tecnicismos. En segundo lugar, es mejor ofrecer la información por partes de forma paulatina con el objeto de no ser extensos. En tercer lugar se sugiere dar de nuevo la información recopilando aquellos aspectos que le sean más favorables al paciente. Por último se debe realizar una recapitulación para asegurarnos de la compresión por parte del paciente.

• 5ª Fase: Explosión y Acogida de Sentimientos.

Se trata de una fase complicada, resulta difícil entrenar la acogida de las emociones, es decir como el paciente responderá ante la noticia y actuar sobre la misma verbalizando y expresando empáticamente sobre sus sentimientos. Sin duda es una de las fases más doloras en las que se esperan reacciones de shock e incredulidad. Puede ocurrir un bloqueo emocional, donde el enfermo experimentará el miedo, angustia, inseguridad y verbalizaciones como " que va a ocurrirme", "¿por qué a mí?" entre otras, que vendrá acompañada de comportamientos disruptivos tales la ira, agresividad y sentimientos de rebeldía y culpa. El trabajo del médico en este caso será intentar aliviar y apoyar al paciente en la medida de lo posible. La tristeza del paciente es compartida entre todos sus acompañantes, familiares y médico, es una emoción fuerte que puede impactar a los demás, incluso al médico. Esta secuencia no siempre se manifiesta en todos los pacientes de la misma manera, a veces suele ocurrir que el individuo pueda quedar en estado de shock y no saber reaccionar hasta pasados unas horas o días, según cuando asimile la información y sea consciente del problema y de la realidad que le rodea.

• 6ª Fase: Planificación y Seguimiento.

En la última fase del protocolo se centra en una estrategia con una serie de pasos a seguir. Es importante conocer y saber identificar el estado emocional y nivel de ansiedad que posee el paciente ya que si no lo tenemos en cuenta es probable que el individuo no escuche el plan de tratamiento que se le indicará[20].

5.3. Cambios de Hábitos.

Desde el equipo multidisciplinar sanitario se pretende mejorar los hábitos que pueden influir en la necesidad de comunicación, por ello en esta línea trataremos aspectos de cómo influye el sedentarismo/obesidad, los hábitos tóxicos, y la soledad no sólo a la salud, sino a la interrupción de las relaciones propias del ser humano con la sociedad y con el entorno en el que se desenvuelve su vida.

- Sedentarismo/obesidad.

Es necesario realizar un mínimo de actividad física, debido a que el sedentarismo conlleva a la aparición de obesidad, un factor de riesgo que induce a la aparición de enfermedades cardiovasculares, diabetes, colesterol perjudicial, así como dificultad en la cicatrización de las heridas al conllevar un aumento importante del peso, e incluso aparición de cáncer y mortalidad mundial (6% de las muertes registradas en todo el mundo)[21,22], reduciéndose finalmente en una mala calidad de vida física. No sólo repercute el sedentarismo en términos de una salud pobre, sino que afecta al estado emocional y cognitivo del bienestar subjetivo de la persona[23].

Es conocido que la práctica regular, moderada y constante de actividad física contribuye a la mejora de la salud física y psicológica de la persona, mejorando la autoestima y el autoconcepto. Se ha demostrado que las personas sedentarias están menos satisfechas con la vida[23]. Por lo que podemos decir que las personas sedentarias al tener un bajo autoconcepto establecen menos vínculos con otros al no tener una buena autoestima y autoconcepto, suponiendo un riesgo en el deterioro de la comunicación, y también menos establecimiento de vínculos y relaciones al no interaccionar saliendo de su zona de confort.

Por tanto, se aconseja realizar actividad física diaria según las particularidades de cada persona, nivel de independencia, estado de salud y edad. Para una información más amplia sobre la actividad física en diferentes grupos de edad, *(véase Anexo 2)*[24]

- Hábitos tóxicos.

Es necesario incidir en el abandono de hábitos tóxicos (tabaco y alcohol), debido a que el uso abusivo de éstos ocasiona problemas no sólo a nivel de empeoramiento en la salud como podemos ver:

- El tabaco favorece la producción de enfermedades del aparato circulatorio como arteriosclerosis, alterando los factores de coagulación, sistema inmunitario y paredes de las arterias. Además la nicotina produce vasoconstricción arterial, lo que favorece la isquemia periférica activando la agregación plaquetaria, que su vez aumenta el tamaño de las placas de ateroma favoreciendo la producción de trombos[25].

- El alcohol afecta no sólo a las células cerebrales, sino al hígado, riñón y páncreas. Su consumo dificulta el control de la presión arterial alta, origina problemas

cardíacos, e incluso causa problemas neurológicos[26].
Si no que afecta a las relaciones sociales y familiares, de diferentes formas, como son una en una mala distribución de roles, mala distribución de la renta económica de la familia, desatención familiar, e incluso crisis familiares afectadas por divorcio, enfermedades crónicas, enfermedades psicológicas, malas relaciones interpersonales, y en trastornos del aprendizaje en niños[27,28]. A menudo estas conductas se asocian con otras conductas de riesgo, así como aislamiento social y en última instancia suicidio. Todas estas anteriores afectan a la necesidad de comunicación de forma directa e indirecta.

Por tanto, es necesario que los profesionales sanitarios que conforman el equipo multidisciplinar estén formados ampliamente en este tema y aconsejen a todos sus pacientes que a ser posible no comiencen a fumar o que abandonen este hábito para prevenir el tabaquismo y sus efectos nocivos, al mismo modo que sucede con el alcohol. Para ello se puede recurrir a programas de deshabituación tabáquica y a asociaciones de alcoholismo en el que se ofrece un apoyo más profundo y poder compartir historias con personas que están pasando por lo mismo, lo que supone un apoyo extra añadido para la recuperación de la salud y de todo aquello a lo que haya afectado estos hábitos.

- Soledad.

La soledad es un fenómeno que acontece como consecuencia de la falta de comunicación e interacción con otras personas, o cuando son percibidas como insatisfactorias[29].

Actualmente vivimos en un mundo sumamente tecnologizados con una gran proliferación de los medios de comunicación, sin embargo éstas no son una herramienta de ayuda para a alejar a todas las personas de la soledad, debido a que personas se encuentran con la limitación de acceder a internet por medios económicos, o bien por falta de entendimiento como es en el caso de las personas de avanzada edad.

Desde el equipo multidisciplinar debemos incidir en el cambio de hábito dentro de la persona que siente, como ser bio-psico-social, y para ello se puede hacer uso de las sesiones de charla en los centros de salud adaptándolas a cada situación, por ejemplo grupos para cuidadoras, debido a que las cuidadoras están expuestas al riesgo de cansancio del rol del cuidador y pueden verse afectadas en la soledad por estar las 24 horas del día pendientes de su familiar para ofreciéndoles cuidados en un ciclo interminable.

5.4. Comunicación en el Cambio de Turno.
La comunicación es un elemento fundamental en el proceso de cuidados del equipo multidisciplinar que conforma el equipo sanitario, y en concreto,

la comunicación en el cambio de turno es el momento clave para la continuidad del cuidado y seguridad del paciente, se trata de un informe verbal que contiene la responsabilidad y todo trabajo y acontecimiento de la asistencia del paciente durante el turno de un profesional y lo transfiere a su relevo del próximo turno para que conozca todos los aspectos[30].

Antes de introducirnos en la temática del cambio de turno, es necesario el abordar y conocer dos aspectos fundamentales, la comunicación interna en las organizaciones, y la comunicación interpersonal del personal de enfermería:

- Comunicación interna: Se orienta a lograr la calidad de las organizaciones sanitarias gracias a un correcto y ordenado proceso de información y al sentido de pertenencia para la mejora de la cohesión de los equipos de trabajo los cuales se mantienen constantemente informados y actualizados sobre todos los sucesos[31].

- Comunicación interpersonal: Es el medio por el cual las enfermeras se comunican entre sí para el trato de temas de cuidado y terapéutica de pacientes para la posterior toma de decisiones de forma coordinada con el equipo sanitario. Tiene un papel fundamental en la atención tanto del paciente como de su familia, y en el mantenimiento de un buen clima organizacional y cumplimiento de expectativas profesionales[32,31].

Cuando la comunicación es poco efectiva entre el personal de enfermería, y con el resto del equipo de salud, repercute de forma negativa en la calidad de la atención de los usuarios y en las relaciones entre el personal[32].

En la mayoría de las instituciones de salud existen guías y protocolos para el cambio de turno, en concreto para enfermería es el más estandarizado. En este se recibe de cada paciente el diagnóstico, evolución, actividades, tratamiento y exámenes y pruebas complementarias realizadas para proporcionar información relevante y orientar a la práctica diaria y al cuidado del paciente, no sólo se proporcionará el estado del paciente, sino la planificación de cuidados para informar y a su vez educar tanto al paciente como a la familia. Debemos partir de una serie de condiciones para su implementación[31,30]:

- Principios y políticas institucionales: Deben apoyar y facilitar el cambio de turno o pase de guardia contando con los recursos adecuados (espacio físico, horario, reglas para su correcto cumplimiento).

- Características:
  - Rutinario: Mañana, tarde y noche, con un tiempo de 15 a 45 minutos.
  - Aporta información sobre aspectos físicos, psicológicos, espirituales, así como hechos, opiniones e impresiones médicas.
  - Exacto, conciso, completo, comprensible y participativo.
  - Carácter holístico.
  - Cuidado a largo plazo y satisfacción de metas a corto plazo.
  - Encaminada a eliminar o mitigar los errores del paciente.
  - Puede tener carácter emocional.
  - Conectar con el paciente, familia, equipo sanitario para resolver las dificultades del turno y compartir cómo se resolvió y qué queda pendiente.
  - Tiene lugar en la sala de enfermería, de conferencias, cabecera del paciente o en el pasillo.
  - Puede ser bien oral, escrito (ventaja la retroalimentación), grabado y con el paciente. Téngase en cuenta la utilización de esquemas para la transmisión ordenada y uniforme.
  - Información relativa al paciente: Se incluye el nombre y apellido, edad, ubicación, diagnóstico, días de hospitalización, su médico, antecedentes relevantes, clasificación del nivel de complejidad, actividades pendientes, guardia, necesidades de enfermería como (procedimientos realizados o pendientes), observaciones y registros de enfermería, registro de monitores, planilla de medicación.

- Barreras:
  - Horarios de trabajo.
  - Impuntualidad.
  - Ausentarse del sector.
  - Interrupciones y distracciones al momento del pase de turno.

- Conflictos interpersonales.
- Abundancia de la información.
- Cansancio y fatiga.

- Estrategias:
    - Perspectiva de enfermería: Concepto de cuidado, misión y visión.
    - Preservar la intimidad y confidencialidad: Cuando se prevea que el paciente estará se anticipará el tipo de información que va a ser compartida.
    - Participación del paciente y la familia: Se debe preguntar previamente si desea participar en el proceso familiar.
    - Normalización.
    - Disponibilidad de recursos.

- Ética:
    - Al manejar la información y toma de decisiones no se deben olvidar los principios de justicia, respeto, dignidad y compromiso. El establecer un cambio de turno basado en la ética repercute en calidad, eficiencia, seguridad del cuidado, mejora de las relaciones, fortalecimiento del equipo, así como optimización de tiempos.

- Importancia de la participación del paciente y la familia.

El método utilizado depende de la institución sanitaria y características del servicio, y debe considerarse una buena actitud profesional (interés hacia cada miembro del equipo, cordialidad en el trato, escucha activa, honestidad, responsabilidad, control y evolución) comportamiento y postura de la enfermera, pues es la responsable de la valoración y transmisión de los informes[31]. Para una mayor información sobre el método más utilizado en la práctica diaria de enfermería, *(Véase Anexo 3)*[33].

6 ORIENTACIÓN

6.1 Valoración Inicial y Acogida al Paciente al Ingreso.

En cuanto a la valoración inicial, se trata de un proceso organizado, sistematizado y continuo que nos ayuda al posterior diagnóstico del paciente desde tanto el ámbito médico como enfermero, y a la posterior aplicación del plan de cuidados individualizado según las particularidades y necesidades que se presten.

Para una adecuada valoración del paciente nos basamos en la realización de una entrevista para la recogida de datos sobre las 14 necesidades de Virginia Henderson, y en concreto se contemplará la existencia de dificultad para la comunicación, y en el informe a cumplimentar se marcará la casilla según si el paciente presenta o no algún problema que la dificulte, como puede ser el caso de algún paciente mudo, sordo, sordomudo, laringuectomizado, o incluso un paciente extranjero que no comprenda correctamente el idioma, y para ello se emplearán elementos para complementar a la comunicación verbal, centradas en la comunicación no verbal.

Es muy importante informar al paciente sobre todos los aspectos de la estancia hospitalaria y acogida:

- Actividades previas a la acogida del paciente[34]:
    - Se ofrece documentación informativa sobre horario de visitas y médico asignado.
    - Se verifica que el espacio de acogida esté limpio y ordenado.
    - Se prepara el material necesario comprobando su correcto estado y funcionamiento y registros necesarios.

- Se solicita la historia clínica del paciente.
- Se asegura un ambiente confortable y seguro.

- A la llegada del paciente[35]:
    - Se Identifica el supervisor/a de enfermería y médico responsable con tarjeta identificativa.
    - Se recibe al paciente y familia en la habitación asignada y se le indica su cama.
    - Se presenta a los demás pacientes si la habitación es compartida.
    - Se le asignará su armario asignado donde dejar los objetos personales y se sigue el protocolo de custodia de pertenencias del Servicio de Atención al Cliente.
    - Se le enseña el funcionamiento de las luces, timbre y uso de la cama.
    - Se anima al paciente y familia a la formulación de preguntas para resolver posibles dudas sobre su estancia.
    - Se le indica que se ponga el pijama o camisón del hospital.
    - Se coloca pulsera identificativa.
    - Por último se miden constantes vitales y peso, y se registra.

- Consideraciones generales en la acogida del paciente[34]:
    - Se confirma que los datos de filiación e historia clínica son correctos.
    - Se informa al paciente y/o familia sobre las actividades a desarrollar relacionadas con su asistencia.
    - Es necesario utilizar un lenguaje claro y conciso con un tono de voz empático y dirigiéndose al paciente por su nombre.
    - Es necesario preservar en todo momento la intimidad del paciente, utilizando para ello los recursos disponibles a nuestro alcance.
    - Es necesario prestar especial atención a pacientes con dificultad en el idioma o en la comunicación.
    - Se garantiza al paciente la confidencialidad sobre la información obtenida referida a su proceso. La

información Clínica relativa a su proceso se facilitará al paciente y a aquellos que tengan autorización expresa del paciente.

Para una información más amplia sobre información a pacientes y familiares *(Véase Anexo 4)*[36].

6.2 Derechos y Deberes.

Dentro de la necesidad de comunicación es muy importante la concienciación e información en materia de derechos y deberes de salud que se dirige no solamente al paciente adulto y a la infancia, sino hacia la familia y hacia situaciones más específicas como son el caso de pacientes con enfermedades de salud mental, así como pacientes en situación terminal. En esta línea lo distribuimos:

- Adulto.

Según, los derechos de los ciudadanos en materia de salud[37], según el artículo 6 son:
- Derechos.
    o Recibir atención sanitaria en condiciones de igualdad, sin que pueda ser objeto de discriminación por razón alguna, respetando su personalidad, dignidad humana e intimidad.
    o Que se le ofrezca la atención, las prestaciones y servicios sanitarios disponibles que se consideren necesarios para cuidar su salud.
    o Recibir información en lenguaje comprensible usted, sus familiares o allegados de todo lo relacionado con su proceso, incluyendo diagnóstico, tratamiento, pronóstico, tiempo previsible de estancia en caso de ingreso y alternativas de tratamiento.
    o Recibir información de los servicios y prestaciones sanitarias a las que puede acceder y de los requisitos necesarios para su uso.
    o Que se le ofrezca información sobre los programas de prevención y promoción de salud que se realicen en su centro de atención primaria.
    o Que se le informe sobre aspectos de salud colectiva de especial interés, incidencia o riesgo.
    o Que se le reciba de forma personalizada a su llegada a un centro sanitario y, en especial en el ámbito hospitalario, a que se le informe de todas las cuestiones que puedan hacer más confortable su estancia.
    o Recibir una información clara y comprensible ante tratamientos, procedimientos quirúrgicos y pruebas

- diagnósticas que entrañen riesgos, antes de la obtención de su consentimiento por escrito.
- Conocer, y autorizar previamente y por escrito la actuación, cuando los procedimientos que se le realicen vayan a ser utilizados en un proyecto docente o de investigación que en ningún caso podrá comportar peligro adicional para su salud.
- Elegir entre las opciones que le presente su médico/a, así como negarse a cualquier intervención sanitaria, salvo en los supuestos legales establecidos (riesgo para la salud pública, incapacidad y exigencia de actuación urgente ante riesgo de lesión irreversible o peligro de fallecimiento).
- Estar acompañado/a por un familiar o persona de su confianza en todo momento del proceso de atención sanitaria, siempre que las circunstancias clínicas lo permitan.
- Que se mantenga la confidencialidad de toda la información relacionada con su atención en cualquier centro sanitario; así como acceder a los datos personales obtenidos durante la misma.
- Que quede constancia escrita o en soporte técnico adecuado de su proceso, guardando la información en su historia clínica. La información, que deberá ser al menos única por institución sanitaria, incluirá estado de salud y evolución, así como pruebas y tratamientos que recibe.
- Acceder a su historia clínica, mediante los procedimientos establecidos.
- Recibir un informe de alta al finalizar su estancia en una institución hospitalaria, al dar por finalizada la consulta en atención especializada, y al alta en urgencias.
- Que se extienda un certificado acreditativo de su estado de salud.
- Que se le asigne un médico/a y un centro de atención primaria para atenderle, si bien puede optar por elegir otro profesional y centro.
- Elegir médico/a de familia y pediatra entre los existentes en su municipio, y también entre el resto de los médicos/as del Distrito Sanitario al que corresponda el domicilio.
- Elegir médico/a especialista para consultas, cuando a juicio de su médico/a de familia o pediatra precise ser atendido por uno de ellos, así como a recibir atención por el mismo especialista durante su proceso.

- Elegir Hospital, dentro del Sistema Sanitario Público de Andalucía, si se encuentra pendiente de una intervención quirúrgica.
- Disponer de una segunda opinión médica sobre su proceso, en los términos en que esté establecido.
- Conocer el nombre y la función de los profesionales que le atienden.
- Ser intervenido quirúrgicamente dentro del plazo establecido en la normativa vigente para cada uno de los procedimientos en el Sistema Sanitario Público.
- Recibir atención sanitaria en un tiempo adecuado según el proceso, así como a que se le ofrezca información sobre los plazos de respuesta en consultas, pruebas diagnóstica e intervenciones quirúrgicas para los diversos procesos.
- Disponer de la Carta de Derechos y Deberes en todos los centros sanitarios. También tiene derecho a presentar reclamaciones y sugerencias y a recibir respuesta en los plazos establecidos.
- Participar en el sistema sanitario público a través de los Consejos de Salud de Área y mediante la representación correspondiente de las Asociaciones de Consumidores y Usuarios y a expresar su opinión a través de los diferentes modelos de investigación social, así como a recibir información de las medidas de mejora que resulten de todo ello.
- Que se realicen todas las acciones oportunas que, junto a la atención a su proceso, tengan como fin reducir y paliar el sufrimiento y el dolor tanto en aquellas situaciones críticas como ante el proceso de la muerte, de acuerdo con el máximo respeto a la autonomía, la integridad y la dignidad humana.
- Que se tengan en cuenta las voluntades anticipadas, manifestadas mediante el procedimiento establecido.
- Que se mantenga la confidencialidad de la información de su genoma y que no sea utilizada para ningún tipo de discriminación. También tiene derecho a obtener las ventajas derivadas de la nueva tecnología genética disponible y conforme al marco legal vigente.
- Utilizar aquellas tecnologías de la información y la comunicación, conforme al desarrollo de las mismas en los servicios sanitarios, con criterios de accesibilidad, seguridad y continuidad.

– Deberes: Artículo 8.

Según los deberes y obligaciones de los ciudadanos en materia de salud son[38]:

- o Cumplir las prescripciones generales en materia de salud comunes a toda la población, así como las específicas determinadas por los servicios sanitarios, sin perjuicio de lo establecido en el artículo 6.
- o Cuidar las instalaciones y colaborar en el mantenimiento de la habitabilidad de los centros.
- o Responsabilizarse del uso adecuado de los recursos ofrecidos por el sistema de salud, fundamentalmente en lo que se refiere a la utilización de todos aquellos servicios, procedimientos de incapacidad laboral y prestaciones.
- o Cumplir las normas y procedimientos de uso y acceso a los derechos que se les otorgan a través de la presente ley.
- o Mantener el debido respeto a las normas establecidas en cada centro, así como al personal que preste servicios en los mismos.
- o Firmar, en el caso de negarse a las actuaciones sanitarias, en el documento pertinente, en el cual quedará expresado con claridad que el paciente ha quedado suficientemente informado y rechaza el tratamiento sugerido.

- Infancia.

Se debe contemplar los derechos y deberes de niños/as hospitalizados debido a sus condiciones especiales de su edad y nivel de madurez/responsabilidad. Cuando por motivos de salud es necesario hospitalizarlos irrumpe en su vida en el hogar, colegio, social, por lo que con la finalidad de evitar que perturbe su vida[39] más aún se han de seguir los 23 derechos postulados por la Junta de Andalucía[40], la Carta Europea sobre Derechos de los Niños Hospitalizados y aprobada por el Parlamento Europeo el 13 de Mayo de 1986:

- Derecho del menor a que no se le hospitalice sino en el caso de que no pueda recibir los cuidados necesarios en su casa o en un Centro de Salud y si

- se coordinan oportunamente con el fin de que la hospitalización sea lo más breve y rápida posible.
- Derecho del menor a la hospitalización diurna sin que ello suponga una carga económica adicional a los padres.
- Derecho a estar acompañado de sus padres o de la persona que los sustituya el máximo de tiempo posible durante su permanencia en el hospital, no como espectadores pasivos sino como elementos activos de la vida hospitalaria, sin que eso comporte costes adicionales; el ejercicio de este derecho no debe perjudicar en modo alguno ni obstaculizar la aplicación de los tratamientos a los que hay que someter al menor.
- Derecho del niño a recibir una información adaptada a su edad, su desarrollo mental, su estado afectivo y psicológico, con respecto al conjunto del tratamiento médico al que se le somete y a las perspectivas positivas que dicho tratamiento le ofrece.
- Derecho del niño a una recepción y seguimiento individuales destinándose en la medida de lo posible los mismos enfermeros y auxiliares para dicha recepción y los cuidados necesarios.
- El derecho a negarse (por boca de sus padres o de la persona que los sustituya) como sujetos de investigación y a rechazar cualquier cuidado o examen cuyo propósito primordial sea educativo o informativo y no terapéutico.
- Derecho de sus padres o de las personas que los sustituya a recibir todas las informaciones relativas a la enfermedad y al bienestar del niño, siempre y cuando el derecho fundamental de éste al respecto de su intimidad no se vea afectado por ello.
- Derecho de los padres o de la persona que los sustituya a expresar su conformidad con los tratamientos que se aplican al niño.
- Derecho de los padres o de la persona que los sustituya a una recepción adecuada y a un seguimiento psicosocial a cargo de personal con formación especializada.
- Derecho a no ser sometido a experiencias

farmacológicas o terapéuticas. Sólo los padres o la persona que los sustituya, debidamente advertidos de los riesgos y de aquellas ventajas de estos tratamientos, tendrán la posibilidad de conceder su autorización, así como de retirarla.

- Derecho del niño hospitalizado, cuando esté sometido a experimentación terapéutica, a estar protegido por la Declaración de Helsinki de la Asamblea Médica Mundial y sus subsiguientes actualizaciones.
- Derecho a no recibir tratamientos médicos inútiles y a no soportar sufrimientos físicos y morales que puedan evitarse.
- Derecho (y medios) de contactar con sus padres o con la persona que los sustituya, en momentos de tensión.
- Derecho a ser tratado con tacto, educación y comprensión y a que se respete su intimidad.
- Derecho a recibir, durante su permanencia en el hospital, los cuidados prodigados por un personal cualificado, que conozca perfectamente las necesidades de cada grupo de edad tanto en el plano físico como en el afectivo.
- Derecho a ser hospitalizado junto a otros niños, evitando en todo lo posible su hospitalización entre adultos.
- Derecho a disponer de locales amueblados y equipados de modo que respondan a sus necesidades en materia de cuidados, de educación y de juegos, así como a las normas oficiales de seguridad.
- Derecho a proseguir su formación escolar durante su permanencia en el hospital, y a beneficiarse de las enseñanzas de los maestros y del material didáctico que las autoridades es colares pongan a su disposición, en particular en el caso de una hospitalización prolongada, con la condición de que dicha actividad no cause perjuicios a su bienestar y/o que no obstaculice los tratamientos que se siguen.
- Derecho a disponer durante su permanencia en el hospital de juguetes adecuados a su edad, de libros

y medios audiovisuales.
- Derecho a poder recibir estudios en caso de hospitalización parcial (hospitalización diurna) o de convalecencia en su propio domicilio.
- Derecho a la seguridad de recibir los cuidados que necesita -incluso en el caso de que fuese necesaria la intervención de la justicia- si los padres o la persona que los sustituya se los niega por razones religiosas, de retraso cultural, de prejuicios o no están en condiciones de dar los pasos oportunos para hacer frente a la urgencia.
- Derecho del niño a la necesaria ayuda económica y moral, así como psicosocial, para ser sometido a exámenes y/o tratamientos que deban efectuarse necesariamente en el extranjero.
- Derecho de los padres o de la persona que los sustituya a pedir la aplicación de la presente Carta en el caso de que el niño tenga necesidad de hospitalización o de examen médico en países que no forman parte de la Comunidad Europea.

Para una información más amplia sobre normativa referente a derechos y deberes en la infancia, *(véase Anexo 5)*.

- Salud mental.

Se trata de un nuevo paradigma que sensibiliza sobre los valores éticos de los derechos de enfermos con discapacidad y enfermedades mentales. La Unión Europea aprobó el tratado de Convención de las Naciones Unidas en Noviembre de 2009. Los más destacados en términos de derechos relacionados con la salud y servicios sanitarios se recogen en el artículo 25, son según [41]:

- La posibilidad de recibir asistencia médica general o específica fuera de los recursos o dispositivos, realizar chequeos rutinarios apropiados (tensión arterial, nivel de colesterol, hierro y otros indicadores en sangre, mamografías, revisión urológica).
- La posibilidad de entrar en los programas de promoción y prevención (tabaquismo, obesidad, salud reproductiva).
- Los aspectos relacionados con el consentimiento informado sobre el tratamiento.
- Los aspectos relacionados con los ingresos

involuntarios y sus procedimientos.
- Los aspectos relacionados con el cuestionamiento de la capacidad.
- El uso de medidas para el respeto de la voluntad y autonomía de pacientes (posibilidad de formular voluntades anticipadas, o de las decisiones por representación).
- Los aspectos relacionados con el uso de medidas de contención.
- Los aspectos relacionados con el uso de terapias electroconvulsivas.
- Los aspectos relacionados con la información que se ofrece sobre medicamentos.
- La participación en planes individualizados de atención.

- Pacientes terminales.

La ley que recoge los derechos de los pacientes terminales es la Ley 2/2010, de 8 de Abril, de Derechos y Garantías de la Dignidad de la Persona en el Proceso de la Muerte. Los principios básicos que la inspiran son[42]:

- La garantía del pleno respeto del derecho a la plena dignidad de la persona en el proceso de la muerte.
- La promoción de la libertad, la autonomía y la voluntad de la persona, de acuerdo con sus deseos, preferencias, creencias o valores, así como de la preservación de su intimidad y confidencialidad.
- La garantía de que el rechazo de un tratamiento por voluntad de la persona, o la interrupción del mismo, no suponga el menoscabo de una atención sanitaria integral y del derecho a la plena dignidad de la persona en el proceso de su muerte.
- La garantía del derecho de todas las personas a recibir cuidados paliativos integrales y un adecuado tratamiento del dolor en el proceso de su muerte.
- La igualdad efectiva y la ausencia de discriminación en el acceso a los servicios sanitarios en el proceso de la muerte.

6.3 Consentimiento Informado.

El consentimiento informado es un derecho a la protección de la salud del paciente y su omisión en la actualidad constituye una de las principales causas de denuncias, pues es una prueba de la aceptación del paciente o su familia, ante procedimientos invasivos, o aquellos que supongan algún tipo de riesgo previsible que pueda afectar a las actividades de la vida diaria o para aquellos con efectividad menos segura.

Pues se trata de un requisito indispensable para que surja el contrato entre servicios profesionales sanitarios y la relación profesional-paciente, siendo un acto jurídico bilateral de obligado cumplimiento.

La Ley 41/2002, de 14 de noviembre, Básica Reguladora de la Autonomía del Paciente y de Derechos y Obligaciones en Materia de Información y Documentación Clínica nos ofrece, en su artículo 3º, el concepto de consentimiento informado, definiéndolo como la conformidad libre, voluntaria y consciente de un paciente, manifestada en el pleno uso de sus facultades después de recibir la información adecuada, para que tenga lugar una actuación que afecta a su salud. Además, la Ley Básica Reguladora de la Autonomía del paciente indica que los pacientes tienen derecho a conocer toda la información disponible, o el derecho a no ser informado, debiéndose dejar constancia en la historia clínica.

Por tanto, las características del consentimiento informado son las siguientes:

- Se adapta a las necesidades del paciente.
- Informa de manera clara y breve.
- Veracidad y claridad.
- Evita términos técnicos, destaca aspectos importantes en términos comprensibles.
- No es exhaustivo: En algunos casos requiere elementos adicionales y respuestas a peticiones del paciente.
- Es predominantemente verbal, la forma escrita tiene virtud de facilitar la prueba.
- Continuado.
- La información debe facilitarse con anterioridad al consentimiento informado.
- Para facilitar la transmisión de información puede utilizarse impresos o formularios.
- Posibilidad de revocar el consentimiento libremente.
- La constancia del consentimiento informado reside en la historia clínica.

Antes de la realización del procedimiento o intervención los pacientes deben estar informados[43] sobre el tratamiento, para qué sirve, cómo se realiza, efectos posibles, beneficios, riesgos, y alternativas.

6.4 Confidencialidad / Historia Clínica.

La historia clínica es un instrumento de suma importancia para la actividad asistencial del cuidado enfermero, ya que contiene toda aquella información relevante sobre el estado actualizado de salud del paciente como son los antecedentes de enfermedad, enfermedades actuales, valoraciones, situación de enfermedad actual del paciente, anamnesis, exploración, inicio tratamiento hasta el alta, evolución cínica y catamnesis final, según su finalidad según los criterios de unidad y de integración reflejados en la Ley Básica de Autonomía del Paciente.

Sin ella no sería posible contar con una visión completa y global del proceso de salud-enfermedad del paciente, cuya finalidad es la de facilitar la asistencia sanitaria al paciente y garantizar una asistencia adecuada de calidad, dejando constancia de todos aquellos procedimientos que se realizan por y para el paciente que puedan servir de base para la continuación del trato del paciente por otros profesionales, o como elemento de prueba en caso necesario tanto en el ámbito de atención primaria como especializada.

La selección de los hechos importantes en la misma ayuda a la toma de decisiones y seguimiento con todos los datos respecto al paciente, por ello es fundamental la confidencialidad ya que sin confianza no hay relación sanitaria eficiente, y el acceso restringido a la historia clínica con la finalidad de defender la intimidad[44].

El acceso a la historia clínica recae en primera instancia sobre el paciente y profesionales asistenciales acreditados del centro que le realizan el diagnóstico o tratamiento relacionados con la atención médica. En cuanto al acceso a terceras personas de la atención[45]:

- Es necesario poseer una autorización clara y expresa para solicitar información del paciente.
- En caso de no poseer una autorización del paciente, cuando la ley lo autorice.
- Cuando se trata de personas fallecidas o en incapacidad mental se podrá acceder en caso de no contar con una prohibición expresa del paciente en vida. Los familiares tienen derecho de acceso a la historia clínica en fallecimiento o incapacidad.

Otras posibilidades de acceso son en caso de tener finalidad judicial epidemiológica, de salud pública, para investigación o docencia, y en evaluación de calidad[45].

Como antes mencionamos, la historia clínica además de favorecer una atención óptima de calidad gracias a la información que aporta, es importante como elemento de prueba para profesionales sanitarios ante acontecimientos adversos judiciales en los que se les exige responsabilidad sobre sus actuaciones, y con ésta pueden probar la conducta llevada a cabo en la determinada situación si está adecuadamente registrada de acuerdo con la lex artis and hoc, pudiendo obtener de este modo una resolución judicial favorable, a diferencia de si no ha registrado su actuación adecuadamente o no ha dejado constancia de ella.

La historia clínica electrónica así como su registro son necesarios porque nos ayudan a contemplar las intervenciones enfermeras y con ello la labor de la enfermera/o dejando constancia de todo lo que realizamos en nuestro desempeño profesional en cuanto a responsabilidades mediante un uso claro del lenguaje que nos proporciona seguridad, calidad, como la continuidad de cuidados por el resto de profesionales, ya que nos permite monitorizar y evaluar los cuidados de forma integral y holística.

En esta línea es importante no olvidar el correcto cumplimiento del secreto profesional, el cual puede ser absoluto (no se relata nada), relativo (no debe guardarse ante la justicia), y de conciencia (debe divulgar la verdad)[46].

El no cumplimiento de la confidencialidad del consentimiento informado y la infracción del juramento hipocrático tiene repercusiones legales, como podemos ver en el título X del código penal contempla el n°2 del artículo 197 impone una pena de 1 a 4 años y 12 a 24 meses a aquella persona no autorizada que utilice datos de terceros de carácter personal o familiar. Del mismo modo tendrá una penalidad agravada cuando sean cometidos por aquellas personas encargadas o que tengan acceso a la historia clínica del paciente[47].

Las condiciones para que se viole el secreto profesional están infundadas porque el infractor tenga una profesión, el asunto se haya conocido con motivo del ejercicio profesional, el hecho de guardar el secreto tenga algún perjuicio, o que exista algún delito penal[46].

7 PARTICULARIDADES

7.1 Situación Terminal.
Cuando se trata de informar y cuando la información lleva implícito una verdad que altera la visión que tiene el paciente sobre el proceso de su enfermedad, la comunicación en este caso va acompañada de una carga emocional y de estrés que hace de esta tarea algo difícil para el profesional.

El objetivo de la medicina es curar, tratar la enfermedad, reducir el sufrimiento y en este caso del enfermo terminal, el objetivo cambia pues de lo que se trata es que la muerte se produzca en las mejores condiciones posibles.

El respeto a los valores y creencias del paciente constituye la autonomía para tomar decisiones, esto exige la comunicación de la verdad, aunque esta cause daño, lo que supone la mayoría de las veces un conflicto ético para el profesional que atiende al enfermo terminal.

Esta situación dependerá mucho de la relación médico-paciente que se establezca. Si se adopta una actitud o relación paternalista el enfermo será privado de gran parte de la información sobre su dolencia o la evolución de su enfermedad ya que en este modelo el médico asume la responsabilidad en los tratamientos a pesar del derecho del paciente a ejercer su autonomía en la atención médica.

A veces el médico se siente invadido en su profesión debido a este derecho del paciente, pues pierde el control sobre su práctica profesional.

Actualmente la autonomía del paciente y la participación de este en la toma de decisiones sobre los tratamientos y evolución de su enfermedad es ya un hecho que a su vez choca con la aún vigente relación paternalista con la que se caracteriza la medicina. El paciente y el médico a hoy día adquieren un compromiso mutuo con deberes y derechos de decir la verdad que favorece entre ellos una relación de confianza. Este compromiso es claro, aun así, decir la verdad en su totalidad sigue siendo un dilema en los pacientes terminales tanto para el médico que la dice como para el paciente saberla por si este es capaz de entenderla y aceptarla.

El paciente tiene tanto derecho a conocer todo lo referente a su enfermedad como derecho a no conocerla, en este caso el médico se siente liberado del deber de informar y seria licito el ocultamiento de la verdad.

Una comunicación activa y abierta con el paciente terminal es una práctica imposible. La muerte es un tema tabú en nuestra sociedad y por tanto la negación de esta aísla al paciente. Se necesitan grandes dosis de sensibilidad y tacto para no dañar la aceptación de la verdad.

El médico, con el paciente terminal, debe trabajar para presentar la comunicación de la verdad asociada a la esperanza. El respeto al ser humano es fundamental en la relación médico-paciente, la confidencialidad y el respeto a la intimidad es responsabilidad del profesional que atiende al enfermo terminal, así como, la base de cualquier relación, más aun la del médico-paciente terminal[48].

En la relación médico-paciente en la etapa terminal la comunicación adquiere matices diferentes a la de otro tipo de enfermos. La etapa terminal no tiene como fin la mejora de la salud o la cura de la enfermedad, por eso la comunicación no verbal (gestos, silencios, tono de voz) adquieren significados muy distintos a los que se producen en los otros contextos o situaciones.

Actualmente este tipo de comunicación adquiere gran importancia en el proceso comunicativo del paciente terminal, la satisfacción y la aceptación del tratamiento se realiza a través de ella, pues en ella se captan señales por parte del médico o expresiones por parte del paciente que le mandan información junto con la comunicación verbal.

La comunicación con el enfermo terminal se caracteriza por ser humana, en ella afloran sentimientos y los temores más íntimos de ambos. Debe ser una comunicación empática y sobre todo humana y compasiva con el fin de crear un contexto apto para afrontar el futuro.

7.2 Transculturalidad.

Actualmente está adquiriendo más importancia los cuidados de salud transcultural, ya que cada vez existen más movimientos migratorios. Este proceso comenzó en la década de los años 70 y hasta ahora se ha ido multiplicando la natalidad, por lo que es un motivo para fomentar el trato de paciente de diferentes culturas.

Varios estudios afirman que existen dificultades con pacientes de varias culturas o etnias, poseen otras creencias y diferentes prácticas de salud. Los profesionales de la salud, tanto enfermeros como médicos y auxiliares deben prestar cuidados de salud apropiados a este tipo de pacientes con el objeto de minimizar o eliminar las actitudes negativas. Para ello existen cursos especializados basados en el aprendizaje, para ofrecer cuidados de forma eficaz.

Es necesario comprender el gran estrés al que están sometidos estos individuos, al verse en un contexto diferente y con interpretaciones muy diferentes de los procesos de la salud y de la enfermedad con importantes sufrimientos psíquicos y físicos. Es probable que en estas situaciones se genere choques culturales, es decir, que tanto paciente como profesional atribuyan distintos significados al concepto de la salud como que no comprendamos los síntomas y enfermedades que manifiesta una persona, que las mujeres quieran ser atendidas solamente por mujeres o que posean diferentes actitudes y creencias del proceso de la muerte. La cultura, la religión y espiritualidad deben integrarse en la programación de los cuidados con el objeto de proporcionar una asistencia sanitaria segura y cómoda para el paciente.

Según el autor Douglas et al. propone diez puntos concretos para proporcionar cuidados sanitarios adecuados sobre pacientes procedentes de otras culturas y son:

- Conocer y respetar la cultura.
- Formación educativa y académica.
- Reflexionar sobre la propia cultura.
- Hacer uso de la comunicación verbal o no verbal multicultural.
- Destreza en la cultura.
- Apoyar al enfermo y a sus tradiciones.
- Población activa multicultural.
- Educación en un conocimiento y habilidades para ofrecer cuidados sanitarios.
- Conocimiento y práctica basada en la demostración.

Es importante no realizar juicios de valor y evitar los prejuicios que poseemos de las demás culturas. Cada individuo responde de forma diferente en base a su religión, creencia o cultura, por ello es necesario observar las diferencias culturales en la atención sanitaria con el objetivo de no interferir negativamente en el cuidado del mismo[49].

7.3 Trato con Niños.

La comunicación y trato con niños enfermos debe basarse en la interacción entre profesionales y el niño-familia entendiendo niño-familia como un todo. Entre ellos debe iniciarse una relación cordial en la que el profesional proporciona experiencias sobre aqulla enfermedad y facilita la adaptación al centro hospitalario. La enfermedad afecta psicológicamente al niño, que se ve privado de su entorno habitual, este bienestar psicológico incide de igual manera en la familia ya que a ambos, dicho ingreso les genera estrés ansiedad, perdida del contacto social. Según del Barrio (1990) "la comprensión infantil de la enfermedad". Los niños asimilan y comprenden perfectamente su estado y las consecuencias que les provoca todo aquello que se les haya podido estar relacionado con aquella enfermedad.⁵⁰

En la comunicación con el profesional los niños pueden explicar perfectamente y de forma detallada el origen, los síntomas y la evolución de la enfermedad, y por este motivo esta comunicación debe mantenerse constante y activa durante todo el proceso. Basándonos en los derechos del niño, estos deben adquirir un papel protagonista en la toma de decisiones sobre el cuidado de su salud, debe recibir explicaciones e información muy clara, concisa y por supuesto siempre desde la confidencialidad. Estos además deben expresar su opinión y ser tenida en cuenta según su edad y madurez.

Expresar como vive su enfermedad como se adapta al hospital y como se relaciona con el personal sanitario tanto el niño como sus familiares ayuda a estos en la comprensión de los procesos e intervenciones sobre la enfermedad y sus tratamientos. La comunicación activa y abierta es a su vez la más efectiva para saber si la calidad asistencial es la adecuada y si las condiciones de bienestar y atención que prestan los servicios sanitarios son los mejores.

Los profesionales de la salud que atienden a pacientes pediátricos deben poseer aquellas habilidades especiales y conocimientos que fomenten la comunicación teniendo en cuenta y en primer lugar las opiniones de los menores, sus experiencias y sus demandas que la mayoría de las veces no se toma en cuenta pues se considera sujeto a las opiniones y decisiones del adulto (padre-madre).

La comunicación que se establece con el paciente pediátrico depende en gran parte de su edad, su madurez y del estado emocional del niño sobre todo si lo que queremos transmitir es un cambio en los hábitos y comportamientos de este , con el fin de mejorar su salud y la prevención de nuevas enfermedades. Alarcón nos dice: "El desafío consiste en establecer una acción comunicativa con el paciente para que se logre entenderse en el contexto de la enfermedad desde el punto de vista del mismo y este sea un punto de partida importante para el diseño de su plan de atención"⁵¹.

7.4 Discapacidad.

¿Cómo comunicarnos en caso de discapacidad? Existen diferentes tipos de discapacidades en pacientes pudiendo coexistir varias a la misma vez pero nos centraremos en los tipos y cómo podemos llevarlo a cabo.

Se distinguen discapacidad física, visual, intelectual, enfermedad mental, auditiva y trastornos del espectro autista. Es conveniente hacer un inciso entre las diferencias que existen entre la enfermedad y discapacidad. Se entiende por enfermedad como la circunstancia que conlleve un tratamiento médico y por discapacidad un acontecimiento que se halla en un individuo. La discapacidad se forma a partir de la interacción del individuo con el medio que le rodea, en estos casos se ha de diseñar y ajustar la sociedad para responder a sus necesidades y que de esta manera pueda disfrutar y realizar su vida como cualquier otro individuo.

Este tipo de pacientes tienen el derecho y la necesidad de expresarse y de ser escuchadas. Unas de las pautas que tenemos que tener en cuenta antes de manejar un mensaje son:

- La información debe de ser precisa con descripciones sencillas y con datos necesarios.
- Usar un lenguaje sencillo.
- Evitar el tono "patético".
- No utilizar un lenguaje infantil.
- Evitar conductas de sobreprotección.
- Centrarse en las habilidades, carácter y capacidades del individuo y no en sus limitaciones.
- No etiquetar y evitar el calificar con términos como "autista", "depresivo" o "paranoico" por ejemplo.
- Evitar dar información sin evidencia científica.

El médico debe de tener en cuenta el tipo de discapacidad que tiene el paciente para valorar y cotejar la mejor opción de comunicación. El método que recomienda la guía de la Junta de Andalucía es acompañar el mensaje con imágenes. Es necesario que para la aplicación de la misma haya que tener en cuenta la afectación de dicha imagen en el paciente pudiendo generar unos sentimientos de infravaloración y baja autoestima. Se podrían mostrar imágenes que expresen acciones de personas con discapacidad en su vida cotidiana. Por otra parte hay que tener especial cuidado con aquellas imágenes que estén relacionadas o dirigidas hacia menores.

Cuando un paciente tiene dificultades en el proceso comunicativo es recomendable, subtitular sus palabras o crear contenidos audiovisuales con subtitulado y/o audiodescripción.

- En el caso de discapacidad física es importante que el profesional observe las características del lugar escogido y que sea accesible para el individuo con movilidad reducida, rampas, espacio ancho... Posterior a la observación del espacio, es recomendable no abusar de imágenes que muestren la silla de ruedas, muletas u otra técnica de ayuda que emplee el paciente.

- Discapacidad auditiva, no todas las personas sordas se comunican a través del lenguaje de signos, se podría recurrir a otras técnicas de imágenes, pictogramas para completar la información.

- Discapacidad intelectual, es necesario emplear la imagen adecuada a la discapacidad que se está atendiendo ya que en este caso no es visible aquella discapacidad intelectual. Por otra parte no utilizar imágenes donde expresen aislamiento social o rechazo a no ser que ésta se trate de alguna denuncia.

- Enfermedad mental, la mejor forma de conocer al paciente es el contacto directo. No utilizar imágenes de otras discapacidades o imágenes que expresen inutilidad o pasividad.

- Trastorno del Espectro Autista, no centrar la atención en imágenes que trasmitan unos movimientos repetitivos o estereotipados de los individuos con autismo.

Cuando queremos describir la patología del paciente sin generar ningún tipo de etiquetaje es recomendable seguir las pautas descritas en los anexos que se corresponden con los números: 6, 7, 8, 9 y 10[52].

8 RESUMEN

Antes de guiarnos en la realización de protocolos y planes de actuación desde el equipo multidisciplinar sanitario se nos hace necesario el reconocimiento de los diagnósticos más importantes de la necesidad de comunicación, destacando así, aquellos concernientes al modo de comunicación, autopercepción, relaciones y al afrontamiento del estrés.

El cambio de hábitos forma parte del plan de actuación sobre el paciente y entorno cuando éstos se tornan dañinos y perjudiciales para su salud y la de los que le rodean. Incluimos:

- Sedentarismo/obesidad: La práctica de una actividad física tiene beneficios sobre la salud física y psicológica de la persona, así como una mejora en el autoconcepto que ayuda a iniciar o mantener relaciones sociales con las otras personas abandonando el sedentarismo ligado a la obesidad.
- Hábitos tóxicos: Incidir en el abandono del tabaco y alcohol debido a su efecto dañino en el organismo así como sobre las relaciones personales y familiares con la ayuda de los programas de deshabituación y alcoholismo.
- Soledad: Evitar el sentimiento de soledad en sus cuidadoras/es fomentando la interacción y comunicación con otras personas así como compartir experiencias y vivencias con otras personas que están pasando por la misma situación mediante la creación de grupos.

En el cambio de turno es el momento que mayor relevancia se le otorga a la comunicación interpersonal con el fin de la continuidad del cuidado y seguridad del paciente de un turno de un profesional al siguiente. Es necesario contar con principios y políticas institucionales concernientes a este momento (el espacio físico, características, barreras, estrategias, ética, y las reglas para su correcto cumplimiento).

Es de suma importancia ofrecer información concisa, clara y gradual al paciente y familia sobre la enfermedad y avance de la misma, así como sobre el tratamiento. En esta línea no olvidar al ingreso realizar un plan de acogida en el que se satisfagan todas las necesidades y dudas sobre los aspectos de la estancia hospitalaria previas al ingreso, a la llegada, así como consideraciones generales.

Es necesaria la concienciación en materia de los derechos y deberes en diversos enfoques:

- Adultez: Los artículos 6 y 8.
- Infancia: La Carta Europea sobre los Derechos de los niños hospitalizados aprobada por el Parlamento Europeo el 13 de Mayo de 1986.
- Salud mental: Convención de las Naciones Unidas en Noviembre de 2009 y artículo 25.
- Pacientes terminales: Ley 2/2010, de 8 de Abril, de Derechos y Garantías de la Dignidad de la Persona en el Proceso de la Muerte.

El consentimiento informado es un derecho de protección de la salud del paciente y su omisión es causa de denuncias, pues es una prueba escrita de que el paciente y/o su familiar acepta realizarse un procedimiento invasivo o cualquier actividad que suponga un riesgo. En base a ella se constituye la ley 41/2002, de 14 de noviembre, Básica Reguladora de la Autonomía del Paciente y de Derechos y Obligaciones en Materia de Información y Documentación Clínica.

La historia clínica es un instrumento de suma importancia para la actividad asistencial completa y global debido a que contiene toda aquella información relevante sobre el estado actualizado de salud del paciente como son los antecedentes de enfermedad, las enfermedades actuales, valoraciones, situación de la enfermedad actual del paciente, anamnesis, exploración, inicio del tratamiento hasta el alta, evolución cínica y catamnesis final, según su finalidad, según los criterios de unidad y de integración reflejados en la Ley Básica de Autonomía del Paciente.

En todo el proceso es fundamental la confidencialidad ya que sin la confianza no hay relación sanitaria eficiente, y el acceso restringido a la historia clínica con la finalidad de defender la intimidad. En esta línea no olvidar el peso secreto profesional y que el no cumplimiento del consentimiento informado posee repercusiones legales, con una pena de 1 a 4 años y 12 a 24 meses para aquella persona no autorizada que utilice datos de terceros de carácter personal o familiar. Del mismo modo tendrá una penalidad más agravada cuando sean cometidos por aquellas personas encargadas o que tengan acceso a la historia clínica del paciente.

Por otro lado, en el aspecto comunicativo, concretamente en la relación médico-paciente se ve influida por varios factores pudiendo ser controlados con habilidades sociales y comunicativas adecuadas.

Fundamentalmente para poder establecer una relación se necesita estar entrenados al menos en tres habilidades sociales como la empatía, asertividad y feedback. A través de la empatía podemos conectar con el paciente de una forma más cercana lo que genera confianza en el individuo. A través de la misma, el paciente se siente comprendido ya que el receptor, en este caso el médico intenta ponerse en el lugar del otro, mostrándole atención e interés. La asertividad se pone en práctica cuando deseamos expresar un desacuerdo, otro punto de vista o comunicar un mensaje de forma pacífica intentando no crear un conflicto o hacer daño. Feedback queda por parte del receptor, en este caso el médico, que se basa en la constante devolución de la información que nos narra el paciente. De esta manera el paciente puede ver el interés que posee el profesional ante su situación. Estas tres habilidades anteriores son unas de las más importantes para establecer una relación médico-paciente, permitiendo crear confianza, comodidad y tranquilidad.

En cuanto a las habilidades comunicativas se obtienen por entrenamiento pudiendo ser una forma un role-playing. A su vez dentro de las habilidades comunicativas vemos las técnica de comunicación que se dividen en tres, verbal, no verbal y paraverbal. La verbal es mediante la comunicación de la palabra escrita o hablada, pero en la no verbal es través de los gestos corporales, el tono de voz, la actitud que se emplea ante la situación, la presencia física y la intencionalidad del emisor. La paraverbal tiene como objetivo mejorar la compresión del lenguaje verbal y se centra en el volumen, ritmo, tono de la voz, sonidos, silencios, repeticiones y enlaces.

La relación médico-paciente debe ser accesible a todo tipo de pacientes, todos tienen el derecho de comunicarse con el médico, conocer qué les ocurren y ser escuchados. Existen pacientes con diferentes patologías y situaciones pudiendo ser un paciente en fase terminal, pacientes con alguna discapacidad, trastorno o pacientes procedentes de diferentes culturas. En estos casos será necesario adaptar las formas de comunicación a su estado físico, cognitivo y cultural.

9 BIBLIOGRAFÍA

1. Hernández Gutiérrez, J. M. Comunicación efectiva como estrategia de mejora para fortalecer los procesos relacionados a las infecciones nosocomiales en el hospital general regional 22 del I.M.S.S. Trabajo terminal de grado. Universidad Autónoma del Estado de México, facultad de contaduría y administración. Toluca (México); 2016.
2. Dle.rae.es (Internet). Disponible en: http://dle.rae.es/srv/fetch?id=A58xn3c
3. Ballenato Prieto G. Comunicación eficaz, teoría y práctica de la comunicación humana. Pirámide; 2013. ISBN: 9788436827545.
4. Girbau Massana M. D. Psicología de la comunicación. Barcelona: Editorial Ariel; 2012. ISBN 978-84-344-1855-4.
5. Martínez Torres, M. Psicología de la comunicación. Departament de psicología bàsica. Universitat de Barcelona; 2012.
6. Diariocordoba.com (Internet). Córdoba: diariocordoba; 2014 disponible en: http://www.diariocordoba.com/noticias/opinion/importancia-comunicacion_865803.html
7. Ángel Benavides, W. I., Clares López, J. Expresión y comunicación emocional. Prevención de dificultades socio educativas. Universidad de Sevilla; 2015.
8. Vidal, J. Expresión, descripción y creencia consciente. Universidad de concepción, Chile. Ideas y valores. Vol. LXIII, núm. 154, abril-, 2014, pp. 85-106.
9. Moyá Ruíz, M. Habilidades comunicativas y comunicación política. Tesis doctoral. Departamento de Psicología de la Salud. Universidad Miguel Hernández; 2016.
10. Cófreces, P. Ofman, S. D, Stefani, D. La comunicación en la relación médico-paciente. Análisis de la literatura científica entre 1990 y 2010.

Revista de Comunicación y Salud. Vol. 4. pp. 19-34, 2014.Editado por INICyS. ISSN: 2174-5323; 2014.
11. Ruiz, M. Comunicar bien para ser feliz. Barcelona: Editorial Península; 2013. ISBN: 978-84-9942-187-2.
12. Castillo Echervarría, R. El efecto Pigmalión. ¿Hasta qué punto determina nuestro futuro la visión que los demás tienen de nosotros? Facultad de ciencias económicas y empresariales. Universidad Pontificia Comillas Madrid; 2014.
13. Herdman T. Diagnósticos enfermeros: definiciones y clasificación, 2009-2011. Barcelona: Elsevier; 2010.
14. enfermeriaactual.com. Dominios y Clases [Internet]. Enfermeriaactual.com. 2017 [citado 8 Agosto 2017]. Disponible en: http://enfermeriaactual.com/dominios-y-clases/2/
15. Vigara Cerrato, A. , Imbernón López, C. , De la Cruz Butiñá, C. , Arias Calderón, C. , De la Orden Acevedo, C. , Abril Albadín, D. et al. Cuaderno de apoyo a la comunicación con el paciente. Ministerio de sanidad servicios sociales e igualdad, Gobierno de España, IMSERSO, 2012.
16. Gil, B. , Ballester, R. , Gómez, S. , Abizanda, R. Afectación emocional de los pacientes ingresados en una unidad de cuidados intensivos. Revista de Psicopatología y Psicología Clínica Vol. 18, N.º 2, pp. 129-138, 2013. ISSN 1136-5420/13.
17. Saavedra. , T. , C. Acercamiento a la Patología del Paciente: Un abordaje desde la historia clínica orientada por problemas y por la medicina basada en la evidencia. Medicina Clínica. Universidad Nacional de Colombia, 2015.
18. Ramírez, P., Müggernburg, C. Relaciones personales entre la enfermera y el paciente. Universidad Nacional Autónoma de México. Enfermería universitaria. 2015; 12(3):134-143
19. Sabando, D., Andrea, C., La empatía en la relación médico-paciente como manifestación del respeto por la dignidad de la persona. Cundinamarca, Colombia. Universidad de La Sabana. Vol. 18, núm. 2 julio-diciembre, 2014, pp. 184-193.
20. Luz Bascuñan, R. Comunicación de "malas noticias" en salud. Departamento de Bioética y Humanidades. Facultad de Medicina. Universidad de Chile; 2013.
21. Organización Mundial de la Salud (OMS). Actividad física [Internet]. Who.int. 2017 [citado 8 Agosto 2017]. Disponible en: http://www.who.int/dietphysicalactivity/pa/es/
22. Trigo P. El problema del sedentarismo en la sociedad actual. Efdeportes [Internet]. 2010 [citado 8 Agosto 2017];14(141). Disponible en: http://www.efdeportes.com/efd141/el-sedentarismo-en-la-sociedad-actual.htm

23. González-Serrano G, Huéscar E, Moreno-Murcia JA. Satisfacción con la vida y ejercicio físico. Motricidad: European Journal of Human Movement [Internet]. 2013 [citado 8 Agosto 2017];30:130-151. Disponible en: https://recyt.fecyt.es/index.php/ejhm/article/view/56419

24. Organización Mundial de la Salud (OMS). Recomendaciones mundiales sobre la actividad física para la salud [Internet]. Who.int. 2017 [citado 8 Agosto 2017]. Disponible en:
http://www.who.int/dietphysicalactivity/factsheet_recommendations/es/.

25. Cifuentes Hoyos V, Giraldo Hoyos A. Factores de riesgo para el pie diabético en pacientes con diabetes mellitus tipo 2. Universidad CES: Grupo observatorio de la salud pública. Facultad de medicina. 2010. Disponible en:
http://bdigital.ces.edu.co:8080/repositorio/bitstream/10946/1051/2/FACTORES%20DE%20RIESGO%20CAUSANTES%20DE%20PIE%20DIABETICO.pdf

26. MedlinePlus.gov. Riesgos del consumo de alcohol para la salud [Internet]. MedlinePlus. 2016 [citado 22 Septiembre 2016]. Disponible en:
https://medlineplus.gov/spanish/ency/patientinstructions/000494.htm

27. González R, Cardentey J. Funcionamiento familiar en pacientes con hábito tabáquico. Rev Arch Med Camagüey [Internet]. 2015 [citado 8 Agosto 2017];19(6):599-607. Disponible en:
http://scielo.sld.cu/scielo.php?script=sci_arttext&pid=S1025-02552015000600006

28. Pretel-Olite M, González-Aguiar B, Machado-Guevara A, Fernández-López O, Toledo-Luaces Y. El alcoholismo y su repercusión: un enfoque desde la Psicología de la Salud [Internet]. Revista Finlay. 2014 [citado 8 Agosto 2017];4(4): 261-270. Disponible en:
http://revfinlay.sld.cu/index.php/finlay/article/view/314

29. Calzada M. La soledad entre la multitud de la era de la comunicación [Internet]. Fundación Melior. 2013 [citado 8 Agosto 2017]. Disponible en: http://www.fundacionmelior.org/content/tema/la-soledad-entre-la-multitud-de-la-era-de-la-comunicacion

30. Guevara-Lozano M, Arroyo-Marlés LP. El cambio de turno: Un eje central del cuidado de enfermería. Enfermería Global [Internet]. 2015 [citado 8 Agosto 2017];14(1):401-418. Disponible en:
http://revistas.um.es/eglobal/article/view/178711

31. Janet N. La comunicación durante el pase de guardia en el plantel de enfermería. Universidad Abierta Interamericana. Facultad de Medicina y Ciencias de la Salud; 2012. Disponible en:
http://imgbiblio.vaneduc.edu.ar/fulltext/files/TC108234.pdf

32. Figueroa-Ibarra C, Zaragoza-Ortega M, García-Puga JA. Calidad de la comunicación del personal de enfermería en el servicio de neonatología del

Hospital Infantil del Sonora. Bol Clin Hosp Infant Edo Son [Internet]. 2016 [citado 8 Agosto 2017];33(1):14-18. Disponible en: http://www.medigraphic.com/pdfs/bolclinhosinfson/bis-2016/bis161d.pdf

33. Limones M, Guillermo M, Vargas A. Técnica SAER, Herramienta eficaz para optimizar el cambio de turno entre enfermer@s. Rev Med Electr PortalesMedicoscom [Internet]. 2016 [citado 8 Agosto 2017];. Disponible en: https://www.revista-portalesmedicos.com/revista-medica/tecnica-saer-enfermeria/

34. Acogida al paciente [Internet]. Madrid: Servicio Madrileño de Salud; 2014 [citado 8 Agosto 2017]. Disponible en: http://www.codem.es/Adjuntos/CODEM/Documentos/Informaciones/Publico/c6032233-3266-4865-a36d-234b4d0adbe0/b30fb450-e60d-45e0-884b-63ab8297f5bd/55975b8c-c2c2-42ef-9d90-f291aaeb78b0/55975b8c-c2c2-42ef-9d90-f291aaeb78b0.pdf

35. Arguelles AR. Acogida del paciente al ingreso [Internet]. 4th ed. Asturias: Servicio de Salud del Principado de Asturias; 2011 [citado 8 Agosto 2017]. Disponible en: http://www.hca.es/huca/web/enfermeria/html/f_archivos/ACOGIDA%20DEL%20PACIENTE%20AL%20INGRESO.pdf

36. Mejoramos juntos. Información para pacientes y familiares [Internet]. Madrid: Servicio Madrileño de Salud. 2009 [citado 8 Agosto 2017]. Disponible en: http://www.madrid.org/bvirtual/BVCM017742.pdf

37. Consejería de Salud de la Junta de Andalucía. Carta de Derechos de la Ciudadanía [Internet]. Juntadeandalucia.es. 2012 [citado 8 Agosto 2017]. Disponible en: http://www.juntadeandalucia.es/salud/sites/csalud/contenidos/Informacion_General/c_2_c_1_carta_de_derechos_y_deberes/Derechos

38. Consejería de Salud de la Junta de Andalucía. Título II de la Ley de Salud de Andalucía [Internet]. Juntadeandalucia.es. 2012 [citado 11 Agosto 2017]. Disponible en: http://www.juntadeandalucia.es/salud/sites/csalud/contenidos/Informacion_General/c_2_c_1_carta_de_derechos_y_deberes/normativa_legal

39. Consejería de Salud de la Junta de Andalucía. Derechos de la infancia [Internet]. Juntadeandalucia.es. 2017 [citado 11 Agosto 2017]. Disponible en: http://www.juntadeandalucia.es/salud/sites/csalud/portal/index.jsp?idioma=es&perfil=ciud&opcion=listadoTematico&tema=/temas_es/C_2_DERECHOS_Y_GARANTIAS/C_11_Derechos_ninos_hospitalizados/&desplegar=/temas_es/C_2_DERECHOS_Y_GARANTIAS/

40. Consejería de Salud de la Junta de Andalucía. Carta Europea de los Niños Hospitalizados [Internet]. Juntadeandalucia.es. 2012 [citado 11

Agosto 2017]. Disponible en: http://www.juntadeandalucia.es/salud/sites/csalud/contenidos/Informacion_General/c_2_c_11_derechos_ninos_hospitalizados/carta_nino_hospitalizado

41. Consejería de Salud y Bienestar Social. Derechos Humanos y Salud Mental en Andalucía [Internet]. Plan Integral de Salud Mental de Andalucía. Consejería de Salud y Bienestar Social; 2012 [citado 11 Agosto 2017]. Disponible en: http://www.juntadeandalucia.es/servicioandaluzdesalud/publicaciones/Listadoterminado.asp?idp=551

42. Derechos y Garantías de la Dignidad de la Persona en el Proceso de la Muerte. Ley 2/2010 de 8 de abril. Boletín Oficial de la Junta de Andalucía, nº88 (07-05-2010).

43. Consejería de Salud de la Junta de Andalucía. Consentimiento informado [Internet]. Juntadeandalucia.es. 2017 [citado 11 Agosto 2017]. Disponible en: http://www.juntadeandalucia.es/temas/salud/derechos/consentimiento.html

44. Gervás J. Historia clínica: al limitar el acceso se mejora el proceso. AMF [Internet]. 2015 [citado 8 Agosto 2017];11(7):372-373. Disponible en: http://equipocesca.org/wp-content/uploads/2015/10/AMF-EDITORIAL-historia-cl%C3%ADnica-acceso_Julio-2015.pdf

45. Correa C. La historia clínica. Aspectos jurídicos y dilemas en el derecho español y colombiano. VIeI [Internet]. 2015 [citado 8 Agosto 2017];10(2):125-144. Disponible en: http://revistas.usantotomas.edu.co/index.php/viei/article/download/2548/2480

46. Guzmán F, Arias CA. La historia clínica: elemento fundamental del acto médico. Rev Colomb Cir [Internet]. 2012 [citado 8 Agosto 2017];27:15-24. Disponible en: http://www.scielo.org.co/pdf/rcci/v27n1/v27n1a2.pdf

47. Documento sobre la confidencialidad de la historia clínica [Internet]. Oviedo: Comité de Ética para la Atención Sanitaria. Servicio de Salud del Principado de Asturias; 2015 [citado 12 Agosto 2017]. Disponible en: http://www.hca.es/huca/web/contenidos/websdepartam/com_etic/Documento7.pdf

48. Peña Fernández, M. , Tápanes Daumy, H. , La relación médico-paciente en el ámbito de la Imagenología. Rev Hum Med [Internet]. 2012 Abr [citado 2017 Jun 13]; 12(1):106-118.Disponible en:http://scielo.sld.cu/scielo.php?script=sci_arttext&pid=S172781202012000100009&lng=es

49. Cruz Sánchez, M. La enfermera transcultural en los cuidados paliativos. Universitat Internacional de Catalunya. Facultad de Medicina y Ciencias de

la Salud. Trabajo Fin de Grado. Barcelona; 2015.
50. Muñíz Toyos, N. , Cuidados enfermeros y coherencia cultural.Ene. [Internet]. 2014 Mayo [citado 2017 Jun 07] ; 8(1). Disponible en:
en:http://scielo.isciii.es/scielo.php?script=sci_arttext&pid=S1988348X2014000100004&lng=es. http://dx.doi.org/10.4321/S1988 348X2014000100004
51. Noreña Peña, A. L. , Cibanal Juan, L. El contexto de la interacción comunicativa: factores que influyen en la comunicación entre los profesionales de enfermería y los niños hospitalizados. Cultura de los cuidados, [S.l.], n. 23, p. 70-79, jun. 2012. ISSN 16996003.
52. Manfredi, A. , Pérez, A. , Bonachera Álvarez, R. , Bustamante Muñoz, C. , Galiana Carmona, T. , García González, S. et al. Guía de buenas prácticas sobre personas con discapacidad, para profesionales de la comunicación. Junta de Andalucía. Consejería de Salud y Bienestar Social; 2013.

10 ANEXOS

ANEXO 1. TABLA 1.

Tabla 1. Asertividad frente empatía.

Persona asertiva	Persona empática
Expresa opiniones o ideas sin restricciones.	Los demás exponen sus opiniones o ideas sin restricciones.
El otro individuo puede opinar sobre sus ideas y sentimientos expresados.	Permite al emisor expresar sus sentimiento y opiniones.
Defiende su punto de vista	Comprende y entiende los puntos de vista de los demás.
Respeta las opiniones e ideas de los demás.	Respeta las opiniones e ideas de los demás.

Fuente: Elaboración propia.

EDITOR: *Diego Molina Ruiz*

ANEXO 2. TABLA 2.

Tabla 2. Recomendaciones mundiales sobre la actividad física para la salud.

Jóvenes (5 a 17 años)	Adultos (18 a 64 años)
-3 veces por semana. -Intensidad moderada a vigorosa. -60 minutos o más. -Aeróbica. -Consiste en actividades recreativas, desplazamientos, juegos, deportes, o educación física en el contexto de la familia o escuela. -Finalidad de mejorar función cardiorrespiratoria, muscular y ósea.	-2 veces por semana o más. -Intensidad moderada en aeróbica (150 minutos) semanales o bien intensidad aeróbica vigorosa 75 minutos cada semana, o bien una combinación de actividades moderadas y vigorosas. -En casos de aumento, podría ser hasta 300 minutos por semana en actividad moderada aeróbica, o bien hasta 150 minutos semanales en intensa aeróbica, o bien una combinación de actividad moderada y vigorosa. -Consiste en actividades recreativas, desplazamientos, actividades ocupacionales, tareas domésticas, juegos, deportes, o ejercicio en el contexto diario. Finalidad de mejorar la función cardiorrespiratoria, muscular y ósea.

Fuente: Organización Mundial de la Salud (OMS). Actividad física [Internet]. Who.int. 2017 [citado 8 Agosto 2017]. Disponible en: http://www.who.int/dietphysicalactivity/pa/es/

EDITOR: *Diego Molina Ruiz*

ANEXO 3. TABLA 3

Tabla 3. Técnica SAER.

S: Situación.
*Nombre del profesional. *Tema sobre el que se necesita comunicar *Cambios en el estado del paciente y en el plan de tratamiento
A: Antecedentes.
*Edad, sexo, otros datos de filiación. *Responsable del paciente. *Diagnóstico principal. *Previsión del alta. *Tratamiento actual. *Principales resultados de pruebas complementarias.
E: Evaluación.
*Constantes vitales, signos o síntomas, complicaciones, cambios de comportamiento/ estado mental, consciencia, nutrición/hidratación, cambios funcionales, cuidados enfermeros aplicados. *Otros: traslados, soporte familiar.
R: Recomendación.
Hay que hacer una recomendación/sugerencia en base a los datos expuestos y solicitar una respuesta.

Fuente: Limones M, Guillermo M, Vargas A. Técnica SAER, Herramienta eficaz para optimizar el cambio de turno entre enfermer@s. Rev Med Electr PortalesMedicoscom [Internet]. 2016 [citado 8 Agosto 2017];. Disponible en: https://www.revista-portalesmedicos.com/revista-medica/tecnica-saer-enfermeria/

EDITOR: *Diego Molina Ruiz*

ANEXO 4. TABLA 4

Tabla 4. Normativa en Infancia.

Ley orgánica 1/1996, de 5 de Enero, de Protección Jurídica del Menor, de modificación parcial del Código civil y de la Ley de Enjuiciamiento Civil (BOE n°15 de 17 Enero de 1996).
Ley 1/1998, de 20 de Abril, de los Derechos y la Atención al Menor (BOJA n°53 de 12 de mayo de 1998).
Ley 2/1998, de 15 de Junio, de Salud de Andalucía (BOJA n°74 de 4 Julio de 1998).
Ley 41/2002, de 14 de Noviembre Básica Reguladora de la Autonomía del Paciente y Derechos y Obligaciones en materia de información y documentación clínica (BOE n°274 de 15 de Noviembre de 2002).
Decreto 101/1995, de 18 de Abril, por el que se determinan los derechos de los padres y de los niños en el ámbito sanitario durante el proceso del nacimiento (BOJA n°72 de 17 de Mayo de 1995).
Decreto 246/2005, de 8 de Noviembre, por lo que se regula el ejercicio del derecho de las personas menores de edad a recibir atención sanitaria en condiciones adaptadas a las necesidades propias de su edad y desarrollo y se crea el Consejo de Salud de las Personas Menores de Edad (BOJA n°244 de 16 de diciembre de 2005).

Fuente: Elaboración propia.

EDITOR: *Diego Molina Ruiz*

ANEXO 5. TABLA 5

Tabla 5. Mejoramos juntos: Información para pacientes y familiares.

1-Asegúrese que en cada momento los profesionales conocen su identidad, confirmando con usted sus datos personales, comprobándolos con el sistema que utilice el hospital (pulsera de identificación).
2-Infórmese del nombre del médico, enfermera y profesionales que le atienden.
3-Facilite por escrito a los médicos y enfermeras que le atienden todos los medicamentos que usted toma (nombre, dosis..) y toda la información importante sobre sus problemas de salud.
4-Asegúrese que su médico y enfermera conocen cualquier alergia o problema que haya tenido con medicamentos u otros productos (látex, contrastes, alimentos).
5-Plantee abiertamente cualquier pregunta, duda o preocupación que pueda inquietarle.
6-Si se le realiza algún tipo de análisis o prueba pregunte al médico y/o enfermera para qué se hace, las posibles complicaciones o efectos secundarios que puede tener y pida conocer los resultados.
7-Si va a ser operado, asegúrese que entiende lo que le van a hacer, y que el cirujano responsable le informe de los beneficios, riesgos y resultados que se pueden esperar.
8-Los profesionales sanitarios que le atienden deben mantenerle informado para que usted pueda conocer y decidir sobre su asistencia. Cuando le soliciten su consentimiento por escrito, léalo atentamente y pregunte cualquier duda que tenga.

9-Cuando vayan a darle el alta, pídale al médico y a la enfermera que le expliquen el plan de tratamiento que debe seguir en casa y cuándo puede volver a realizar sus actividades normales. Pida su informe escrito de alta y la receta o medicación necesaria hasta que pueda acudir a su médico de atención primaria.
10-No olvide llevar el informe de alta hospitalaria a su médico o enfermera cuando acuda al Centro de Salud.

Fuente: Elaboración propia.

ANEXO 6. TABLA 6

Tabla 6. Consulta rápida. ¿Qué terminología debemos emplear? Cuadro resumen.

	Debemos emplear	No debemos emplear
GENERAL	Personas que "tienen"	Personas que "sufren", "padeced", están afectados o afectadas"
	Personas con discapacidad	"Minusválidos" o "minusválidas" "impedidos" o "impedidas" "disminuidos o "disminuidas" " inútiles", "incapacitados" o "incapacitadas"
	Personas con discapacidad	Discapacitados o discapacitados

Fuente: Manfredi, A. , Pérez, A. , Bonachera Álvarez, R. , Bustamante Muñoz, C. , Galiana Carmona, T. , García González, S. Guía de buenas prácticas sobre personas con discapacidad, para profesionales de la comunicación. Junta de Andalucía. Consejería de Salud y Bienestar Social; 2013.

EDITOR: *Diego Molina Ruiz*

ANEXO 7. TABLA 7

Tabla 7. Consulta rápida. ¿Qué terminología debemos emplear? Cuadro resumen.

	Debemos emplear	No debemos emplear
DISCAPACIDAD FÍSICA Y ORGÁNICA	Personas con discapacidad física / Personas con discapacidad orgánica / Personas con discapacidad motriz / Personas con movilidad reducida	Cojos" o "cojas" "paralíticos" o "paralíticas" "inválidos" o "inválidas"
	Usuario o usuaria de silla de ruedas "que va en silla de ruedas"	Postrado o postrada en una silla de ruedas
	Persona de talla baja / Persona con acondroplasia	"Enano" o "enana"
	Discapacidad congénita/ "Discapacidad desde su nacimiento"	Defecto de nacimiento" / "Defectuosos" o "defectuosas"

PARÁLISIS CEREBRAL	Debemos emplear	No debemos emplear
	Persona con parálisis cerebral	"Paralítico cerebral"

Fuente: Manfredi, A. , Pérez, A. , Bonachera Álvarez, R. , Bustamante Muñoz, C. , Galiana Carmona, T. , García González, S. Guía de buenas prácticas sobre personas con discapacidad, para profesionales de la comunicación. Junta de Andalucía. Consejería de Salud y Bienestar Social; 2013.

ANEXO 8. TABLA 8

Tabla 8. Consulta rápida. ¿Qué terminología debemos emplear? Cuadro resumen.

	Debemos emplear	No debemos emplear
DISCAPACIDAD SENSORIAL AUDITIVA	Personas sordas/ persona con sordera/ persona con discapacidad auditiva	Sordos o sordas Sordomudos o sordomudas
	Lengua de signos	Lenguaje de signos
	"Ley de lengua de signos y medios de apoyo a la comunicación oral para personas sordas"	Ley de lengua de signos
	Audífono o implante coclear	"sonotone"
	Debemos emplear	No debemos emplear
DISCAPACIDAD SENSORIAL VISUAL	Personas ciegas Ceguera Personas con ceguera Personas con discapacidad visual	Invidentes, mundo de tinieblas

Fuente: Manfredi, A. , Pérez, A. , Bonachera Álvarez, R. , Bustamante Muñoz, C. , Galiana Carmona, T. , García González, S. Guía de buenas prácticas sobre personas con discapacidad, para profesionales de la comunicación. Junta de Andalucía. Consejería de Salud y Bienestar Social; 2013.

EDITOR: *Diego Molina Ruiz*

ANEXO 9. TABLA 9

Tabla 9. Consulta rápida. ¿Qué terminología debemos emplear? Cuadro resumen.

	Debemos emplear	No debemos emplear
DISCAPACIDAD SENSORIAL VISUAL	Personas sordociegas (juntas)	Persona sordo ciega
	Sordoceguera (juntas)	Sordo ceguera
	Perro guía	"Perro-guía"
	Debemos emplear	**No debemos emplear**
DISCAPACIDAD INTELECTUAL	Personas con discapacidad intelectual	"Deficientes", retrasado o retrasada mental" "Subnormales"
	Personas con síndrome de Down, personas con trisomía 21	"Mongólicos" o "mongólicas"

Fuente: Manfredi, A., Pérez, A., Bonachera Álvarez, R., Bustamante Muñoz, C., Galiana Carmona, T., García González, S. Guía de buenas prácticas sobre personas con discapacidad, para profesionales de la comunicación. Junta de Andalucía. Consejería de Salud y Bienestar Social; 2013.

EDITOR: *Diego Molina Ruiz*

ANEXO 10. TABLA 10

Tabla 10. Consulta rápida. ¿Qué terminología debemos emplear? Cuadro resumen.

	Debemos emplear	No debemos emplear
TRASTORNOS DEL ESPECTRO AUTISTA	Persona con autismo Persona con Trastornos del Espectro Autismo (TEA) Personas con Trastornos del Espectro Autista (TEA) Persona con TEA (una vez que se han explicado las siglas)	"autista"
	Debemos emplear	**No debemos emplear**
ENFERMEDAD MENTAL	Personas con enfermedad mental o personas con problemas de salud mental	"Enfermo o enferma mental" "Trastornado" o "trastornada" "Perturbado" o "perturbada" "Psicópata/ "demente"/ "loco o "loca"
	Persona con esquizofrenia Persona que tiene depresión Persona que tiene esquizofrenia	Esquizofrénico o esquizofrénica, depresivo o depresiva, maníaco o maníaca, anoréxico o anoréxica, psicótico o psicótica,...

Fuente: Manfredi, A., Pérez, A., Bonachera Álvarez, R., Bustamante Muñoz, C., Galiana Carmona, T., García González, S. Guía de buenas prácticas sobre personas con discapacidad, para profesionales de la comunicación. Junta de Andalucía. Consejería de Salud y Bienestar Social; 2013.

EDITOR: *Diego Molina Ruiz*

SOBRE EL EDITOR

DIEGO MOLINA RUIZ, Puertollano (Ciudad Real), 15 de Febrero de 1959.

Formación académica

Licenciado en Enfermería. Universidad Hogeschool Zeeland (Holanda) 2002. Especialista en Enfermería Médico-Quirúrgica. Master en Ciencias de la Enfermería. Universidad de Huelva. Diploma de Estudios Avanzados en Medicina Preventiva y Salud Pública, Universidad de Huelva.

Lugar de trabajo

Enfermero Comunitario UGC Gibraleón del Distrito Sanitario Huelva Costa Condado Campiña.

Profesor asociado Departamento de Enfermería, Universidad de Huelva.

Experiencia previa

Autor y Editor de editorial especializada CC SS. Enfo Ediciones, FUDEN, Madrid.

Como docente ha impartido los Módulos 6 sobre Técnicas de Resonancia Magnética y 7 sobre Técnicas de asistencia en Exploraciones Ecográficas del Curso de Formación Profesional Ocupacional "Técnico en Radiodiagnóstico" con Expediente 98/2005/J/221 y Nº 21 – 15, de la Consejería de Empleo de la Junta de Andalucía, con un total de 250 horas docentes.

Desde 2006 desarrolla labor docente como profesor asociado en la Universidad de Huelva.

EDITOR: *Diego Molina Ruiz*

Experiencia investigadora
- **Líneas de investigación:** Salud Laboral, Atención Primaria, Preanalítica, Salud Mental.
- **Participación en proyectos de investigación**
  - Investigador colaborador en el proyecto FIS 12/ 1099.
  - En la actualidad participa en un proyecto de investigación en salud FIS.
- **Participación en proyectos editoriales**

    Más de 40 artículos publicados en revistas de enfermería y biomédicas, nacionales e internacionales. Más de 65 capítulos de libros y más de 60 libros como autor y editor.

Otros méritos

Miembro del Comité de Ética Asistencial de Huelva.

SOBRE LAS AUTORAS

ALBA FLORES REYES, Huelva, 19 Noviembre de 1993.

Formación académica

Graduada en Enfermería, Universidad de Huelva. Año 2011-2015.

Máster Oficial Universitario en Dirección y Gestión de Enfermería, Universidad Europea de Madrid (UEM). Año 2015-2016.

Diploma de Personal Competencies Trainer año 2016. Universidad Europea de Madrid (UEM).

Experto en Seguridad del Paciente, UNED. Año 2016/2017.

Experto en Cuidados Intensivos Neonatales. Universidad CEU Cardenal Herrera. Año 2016/2017.

Experiencia Prácticas Universitarias

Amplia formación universitaria con prácticas asistenciales en diferentes ámbitos: Hospital de día Juan Ramón Jiménez (Enero-Abril curso académico 2012/2013); Centro de Salud "El Molino"(Mayo-Junio curso académico 2012/2013); Área Quirúrgica Juan Ramón Jiménez (Septiembre-Noviembre curso académico 2013/2014); Medicina Interna Infanta Elena (Enero-Febrero curso académico 2013/2014); Laboratorio y Rx Infanta Elena (Marzo-Abril curso académico 2013/2014); Centro de salud "La Orden" (Mayo-Junio curso académico 2013/2014); Pediatría-Neonatos-UCIN Juan Ramón Jiménez (Septiembre-Noviembre curso académico 2014/2015); Urgencias infanta Elena (Noviembre-Diciembre curso académico 2014/2015); Comunidad Terapéutica Vázquez Díaz (Enero-Marzo curso académico 2014/2015); Unidad de Cuidados Intensivos Polivalente Juan Ramón Jiménez (Marzo-Mayo-Junio curso académico 2014/2015).

Experiencia profesional

Centro Radiológico Computer SA (CERCO), Río Tinto, Huelva. Mayo 2017.

Hospital Viamed Santiago, Huesca. Área de Hospitalización y consultas. Junio-Octubre 2017.

Otras actividades

Desde 2014 realiza actividades de voluntariado en Cruz Roja en proyectos de "Infancia Hospitalizada".

Monitora en Jornadas Masivas de RCP Básica en Instituto Alto Conquero (Huelva), invitada por 061, en Octubre de 2014.

Participación en Encuentros CONCIENCIA diabetes desde el año 2013.

Participación en proyectos editoriales.

Coordinadora y coautora del libro 1 Heridas Agudas, de la colección *Notas sobre el cuidado de heridas*, (Libro impreso). Editado por Molina Moreno Editores. Con ISBN-13: 978-1534657052, en Primera Edición de 13 de Junio de 2016.

Coautora del libro 12 Pie Diabético, de la colección *Notas sobre el cuidado de heridas*, (Libro impreso). Editado por Molina Moreno Editores. Con ISBN-13: 978-1537741086, en Primera Edición de 16 de Septiembre de 2016.

Coordinadora y coautora del libro 4 Heridas Quirúrgicas, de la colección *Notas sobre el cuidado de heridas*, (Libro impreso). Editado por Molina Moreno Editores. Con ISBN-13: 978-1537755236, en Primera Edición de 17 de Septiembre de 2016.

Coordinadora y autora del libro 13 Úlceras Vasculares, de la colección *Notas sobre el cuidado de heridas*, (Libro impreso). Editado por Molina Moreno Editores. Con ISBN-13: 978-1539491453, en Primera Edición de 7 de Octubre de 2016.

Coordinadora y autora del libro 3 Heridas Traumáticas, de la colección *Notas sobre el cuidado de heridas*, (Libro impreso). Editado por Molina Moreno Editores. Con ISBN-13: 978-1539815884, en Primera Edición de 27 de Octubre de 2016.

Coordinadora y autora de la guía 3, Guía de Heridas Traumáticas, de la colección *Notas sobre el cuidado de heridas,* (Libro impreso). Editado por Molina Moreno Editores. Con ISBN-13: 978-1539831549, en Segunda Edición de 29 de Octubre de 2016.

Autora del libro Jóvenes y Diabetes: *Uso del medidor continúo de glucosa,* (Libro impreso). Editado por Molina Moreno Editores. Con ISBN-13: 978-1539305743, en Primera Edición de 30 de Septiembre de 2016.

Coordinadora editorial y autora del libro 3 Necesidad de Seguridad, de la colección *Notas sobre las 14 Necesidades de Virginia Henderson,* (Libro impreso). Editado por sapientiaEd con ISBN-13: 978-1973958543, en Primera Edición de 17 de Julio de 2017.

Coordinadora editorial y autora del libro 1 Necesidad de Respiración, de la colección *Notas sobre las 14 Necesidades de Virginia Henderson,* (Libro impreso). Editado por sapientiaEd con ISBN-13: 978-1974154807, en Primera Edición de 27 de Julio de 2017.

Coordinadora editorial y autora del libro 2 Necesidad de Alimentación, de la colección *Notas sobre las 14 Necesidades de Virginia Henderson,* (Libro impreso). Editado por sapientiaEd con ISBN-13: 978-1974431854, en Primera Edición de 8 de Agosto de 2017.

Coordinadora del Proyecto Editorial *Notas sobre las 14 Necesidades de Virginia Henderson.* Autora de 4 libros, algunos en proceso de publicación.

Ponencias y participación en Congresos

Póster en Congreso FEAFES "Burnout en profesionales de Enfermería". Año 2017.

Póster en Congreso FEAFES "Trastornos mentales en adultos mayores hospitalizados y la importancia de enfermería en su manejo". Año 2017.

Póster en Congreso FEAFES "Trastornos de ansiedad". Año 2017.

Póster en VIII Congreso Internacional virtual de Enfermería y Fisioterapia "Ciudad de Granada". Con el título "Riesgo de caídas en pacientes hospitalizados". Año 2017.

CRISTINA PÉREZ HUMANES, Huelva, 3 Enero de 1993

Formación académica

Graduada en Psicología, Universidad de HUELVA. Año 2011-2015.

Máster oficial Universitario Psicología General Sanitaria, Universidad Europea de Madrid (UEM). Año 2016-actualmente.

Formación complementaria

Curso de formación sobre la Discapacidad en "Gota de Leche" (Ayuntamiento de Huelva, área de Políticas Sociales e Igualdad". Duración 30 horas, abril del 2016.

Curso autoayuda y prevención de recaídas en "CEULAJ" (centro Eurolatino Americano de la Juventud) Promocionado por F.A.A.R (Federación Andaluza de Alcohólicos Rehabilitados). Duración 7 horas, mayo del 2016.

Experiencia Prácticas Universitarias

Las prácticas curriculares fueron realizadas en el Hospital Costa de la Luz desde enero hasta marzo del 2015. Fueron orientadas a RRHH, departamento de calidad, organización y administración del hospital y a clínica, revisión y asesoramiento de pacientes hospitalizados. Por otra parte se atendieron a diferentes usuarios en consulta, guiadas por la psicóloga del hospital.

Experiencia profesional

Voluntariados

Psicóloga y psicoterapeuta en Hospital Costa de la Luz, Huelva. 13/01/2014 a 19/01/2015, 12 meses.

Psicóloga y psicoterapeuta en Asociación Estuario, Adicciones, Huelva. 04/04/2015 a 7/06/2015, 2 meses

Psicóloga y psicoterapeuta en Asociación de Alcohólicos Rehabilitados del Condado "ALCON", Almonte (Huelva). 05/10/2015 a 20/07/2016, 7 meses.

Otras actividades

Trabajo fin de grado "Satisfacción y estrés en los contextos laborales" 8 de junio del 2015.

EDITOR: *Diego Molina Ruiz*

TÍTULOS DE LA COLECCIÓN
Notas sobre las 14 Necesidades de Virginia Henderson (14 Libros)

Libro 1: **RESPIRACIÓN.** *Necesidad de Respiración. Vol. 1*
Libro 2: **ALIMENTACIÓN.** *Necesidad de Alimentación. Vol. 2*
Libro 3: **ELIMINACIÓN.** *Necesidad de Eliminación. Vol. 3*
Libro 4: **MOVIMIENTO.** *Necesidad de Movimiento. Vol. 4*
Libro 5: **SUEÑO Y DESCANSO.** *Necesidad de Sueño y Descanso. Vol. 5*
Libro 6: **ARREGLO PERSONAL.** *Necesidad de Arreglo Personal. Vol. 6*
Libro 7: **TEMPERATURA.** *Necesidad de Temperatura. Vol. 7*
Libro 8: **HIGIENE.** *Necesidad de Higiene. Vol. 8*
Libro 9: **SEGURIDAD.** *Necesidad de Seguridad. Vol. 9*
Libro 10: **COMUNICACIÓN.** *Necesidad de Comunicación. Vol. 10*
Libro 11: **CREENCIAS.** *Necesidad de Creencias. Vol. 11*
Libro 12: **CRECIMIENTO PERSONAL.** *Necesidad de Crecimiento Personal. Vol. 12*
Libro 13: **ENTRETENIMIENTO.** *Necesidad de Entretenimiento. Vol. 13*
Libro 14: **APRENDIZAJE.** *Necesidad de Aprendizaje. Vol. 14*

EDITOR: *Diego Molina Ruiz*

Diego Molina Ruiz es ante todo un estudioso de los temas Socio-Sanitarios de actualidad. Autor y editor de diversos libros científico-técnicos relacionados con la salud y el medio ambiente.

En la actualidad trabaja para el Servicio Andaluz de Salud y como profesor de la Universidad de Huelva, donde participa como investigador de proyectos del Fondo de Investigaciones Sanitarias (FIS).

Nota del Editor:

Para poder atender cualquier consulta relacionada con el presente libro o bien con la colección a la que pertenece, quedo en todo momento a disposición de todos los lectores en la siguiente dirección de correo electrónico:

molina.moreno.editores@gmail.com

Edición impresa en papel y ebook disponible en:

www.amazon.com y www.amazon.es

EDITOR: *Diego Molina Ruiz*

Copyright © 2017 Diego Molina Ruiz (Editor)

Edita: sapientiaEd diegomolinaruiz@gmail.com

Coordinadora Editorial: Alba Flores Reyes

Diseño de portada: Diego Molina Ruiz

Imagen de portada: María López Zapata

Título del Libro: Necesidad de Comunicación

Libro número 10

Serie: Notas sobre las 14 Necesidades de Virginia Henderson

Primera edición: 22/09/2017

Nº de páginas: 110

Autora: Alba Flores Reyes

Autora: Cristina Pérez Humanes

All rights reserved / Todos los derechos reservados

ISBN-10: 1977771807
ISBN-13: 978-1977771803

Edición impresa en papel y ebook disponible en:
www.amazon.com y www.amazon.es

Todos los derechos reservados. Este libro o cualquiera de sus partes no podrán ser reproducidos ni archivados en sistemas recuperables, ni transmitidos en ninguna forma o por ningún medio, ya sean mecánicos o electrónicos, fotocopiadoras, grabaciones o cualquier otro sin el permiso previo de los titulares del Copyright. Las imágenes han sido cedidas por los autores y se prohíbe la reproducción total o parcial de las mismas.

www.ingramcontent.com/pod-product-compliance
Lightning Source LLC
Chambersburg PA
CBHW070303230526
45470CB00002B/704